ポストコロナ時代に
勝つ医者、負ける医者

柳川圭子

GENTOSHA

●まえがき

はじめまして。「株式会社医師のとも」代表取締役の柳川圭子です。「医師のとも」では、医師の人材紹介、開業、継承、ＰＲ、出版サポート、医師向けイベントの運営など、医師向けの幅広いサービスを行っています。

２０２０年からのコロナ禍により、日本国内だけではなく世界が大きく変化しました。「新しい生活様式」が始まり、マスク着用、手洗い、うがいが世界のスタンダードになっています。

しかし、変わったのは生活様式だけではありません。医師不足の問題や、医療体制の不備が明らかになりました。さらにいえば、国民皆保険制度に基づいた日本の医療体制のあり方そのものも見直す時期に来ているのではないでしょうか。

２０２４年度に医師の働き方改革が実施されれば、この流れはさらに加速することになるでしょう。すなわち、私たちの受診行動や医療に求めるものについての考え方も変容の時期に来ているのです。

「いつでも担当の医師に診《み》てもらいたい」「医療行為は、すべて医師にやってほしい」というのは保険診療内では難しくなってくるかもしれません。「もしどうしてもそれを望むのなら、自費診療であれば可能です」ということは現実的に起こってくるだろうと考えています。

その理由として、全国に医師は現在約30万人しかいません。いうならば、医師は貴重な医療資源なのです。それに対して、高齢化とそれに伴う疾病率の増加、さらに医療の細分化・高度化により、医師の必要性が増しています。２００６年の時点ですら、厚生労働省が発表した「医師・歯科医師・薬剤師調査の概況」によると、医師の総数26万３５４０人に対し、60歳以上の医師は全体の約４割にものぼることがわかっています。

もちろん、医師の生涯総活躍社会が求められることは間違いありませんが、それでもどんどん引退する医師は増えていくはずです。そうなると引退していく医師の代わりに、医師以外の医療従事者もまた活躍しなければならなくなるのです。

海外では、コロナの予防接種ワクチンは、一般の方が研修を受けて担当をするケースもあります。看護師や薬剤師、介護士だけではなく、一般の人も何らかの医療的行為に携わる日が来るかもしれません。

と同時に、医師のみなさまが本来業務に集中できるような役割分担と体制づくり、DX（デジタルトランスフォーメーション）化を進めていく、さらには医師の新たな活躍の場を見つけていただくということも私たちの役割だと思っています。

勝つ医者・負ける医者の違いとは？

私は、2012年に「医師のとも」という会社を起業し、医師向けに幅広いサービスを提供しています。日常的にさまざまな場所で活躍されている医師とお会いし、話す機会があるのですが、今、コロナ後に、勝つ医者、負ける医者についてひとつの持論ができつつあります。

そのお話をする前に、勝つ医者・負ける医者という言葉を言い換えると、「自分の能力を活かせる医者・活かせない医者」ということになります。つまり言い換えると自分の資質とやりたいことを分析し、適切なポジションを目指していくことが、勝つ医者になるための条件です。そのためには、「医師としてのゴール」を早い段階で決めることが重要になってくると思います。

ゴールを大きく分けると、3つです。

①開業して、一般的な診療を行う家庭医になる
②専門医になる
③それ以外の道を選ぶ

「それ以外の道」とは、自費診療を専門とする、産業医、起業、ノマドクターなど、王道とはされないキャリアを選択するということです。

今は専門医を取得後開業するという流れが一般的ですが、海外では医師になった段

階から「家庭医か、専門医か」が分かれているケースが多いのが現状です。

家庭医は診療域を幅広く学ぶこと、患者さんに寄り添うこと、スタッフとコミュニケーションを取れることが何より大切です。それに加え、家庭環境などの生活背景も含めて理解をして長期的にコミュニケーションを取ることが重要になります。

対して専門医は、多様なコミュニケーションというよりは、専門の範囲やある程度定型化したコミュニケーションが多くなりますし、専門分野の知識や手技の質のほうが重視されることも珍しくありません。その理由として、長期的に患者さんと接するのではなく、急性期においてコミュニケーションを取ることが多いからです。

開業を目標とする場合、これからの時代であれば、専門医を目指さず、20代での開業もありでしょう。専門医を目指す人が専門ごとにセグメントされると、大病院や専門病院には症例も集約されますし、それであれば専門施設で学びたいという医師が集まりやすくなるというメリットもあります。

一方、外科の専門医であれば、手先の器用さや体力があるといった、医療行為以外の医師ご自身の性質なども加味されます。

その他、産業医であれば、患者さんに対する傾聴力はもちろん、企業文化を知り受け入れる柔軟さや、社員である患者さんと企業の相反する利益の調整力が求められることになります。また、医療界全体を変えていくような仕組みをつくるべく起業する医師には、発想力や医療界の古い慣習を突き破る突破力などが求められるでしょう。

医師にとって大学病院で出世をする、症例数を稼ぐというのは成功事例のひとつに過ぎません。自分の適性を知ったうえで、適切な場所で能力を発揮する。そして医師ご本人も、活き活きとした自分自身の人生を送り幸福となる。自分の望みを自覚すること、これが大事なのではないでしょうか。

オンライン診療が今後さらに進んでいけば、足が不自由だったり、体力がなかったりと、ハンディキャップがある医師も活躍できる可能性が高くなります。また、医師の多様な働き方が認められていくとも思います。

それぞれの個性、適性を活かした活躍がますます求められる、またそれがスタンダードになっていくと私は考えています。

コロナ禍で医療はどう変わる？

まず大きく変わっていくだろうと思うポイントは医療の集約化とDX化です。すでにいくつか出てきているようですが、コロナ専用病棟や発熱外来といった隔離型の病院ができていくでしょう。今後感染症のみを扱う感染症専門病院も必要になっていくはずです。

ご存じのようにコロナ禍によって、大きく生活様式が変わりました。リモートワークが中心となったことで都市圏のクリニックは今後厳しい経営状況になっていくと考えられます。

地方に目を移すと、コロナとそれ以外の病気を並行して診ていく必要があります。しかしながら地方は都市に比べて、慢性的な医師不足という状況があり、コロナによってその問題はさらに深刻化していくはずです。そういったことを鑑みると特に地方であれば、クリニックが点在しているよりも、クリニックモールや、医療法人が複数診療を行うほうが利便性が高くなります。

結果として患者さんにも医者にとっても良い結果がうみだせるのではないでしょうか。

また、忘れてはいけないのが莫大にかかったコロナ関連費用です。今後国は、コロナ関連費用を返済していかなくてはなりません。この返済費用が、患者さん側の保険料負担としてほぼ間違いなく跳ね返ってくると私は予想しています。

現在の医療制度自体、数年では変わらないと思いますが、10年後は、75歳以下における保険料の自己負担が4割、5割といった負担増はもはや避けられないかもしれません。

後ろ向きな話が続きましたが、明るい話題もあります。DX化が進むことで、オンライン診療は今後一般化していくでしょう。ネット環境とPC・スマートフォンさえあれば、どこでも診療が受けられる。これは、医師偏在の地方を救う手立てになると私は思っています。

少し話は逸れますが、コロナ後の世界は、海外渡航も一定程度制限されるでしょうから、例えば「医療技術が発展している他国で医療を受ける」というのが難しくなってくるでしょう。ただし、本当のお金持ちは他国でも医療を受けることができる、つまり、命にどれだけお金がかけられるか？　というのがはっきりしてくるような気がしています。

そうなってくると、日本の医療技術ももっと変容していく必要があります。では、現在の日本の医療はどうでしょうか？

保険診療中心では、カバーしきれていない治療が多くあるのではないでしょうか。少なくとも私はそう感じています。そういう意味でも本当の意味で、医療の進歩が求められているのです。

コロナで世の中ががらりと変わったように、これからは変化に合わせて私たちもまた変わっていかなければなりません。新しいニーズに対してマッチングを行う、社会あるいは医師・医療界が希望する新たな役割の創出も、私たちのような企業の役目だと考えています。

医師に求められるニーズがどんどん変わってきている中、患者さん側も賢さを持ってそれに対応していかなければなりません。コロナ後の医療がどう変わっていくか、それに触れながらコロナ後の未来をどう生き抜いていくか、本書がお役に立てれば幸いです。

ポストコロナ時代に
勝つ医者、負ける医者

目次

第2章 医療格差で患者も個室か廊下に分かれる

第5章

コロナ禍のビフォー・アフターで医療はどう変わるか？

第6章

治療より予防の時代

第7章 コロナ後の未来に向けて

＊海外の比較資料などは、株式会社ＡＭＩ＆Ｉ代表取締役社長溝口博重氏より、ご提供いただいたものです。

第1章

医師も勝ち組と負け組が出てくる

コロナ禍において、これまで日常生活を送る中ではなかなか見えてこなかった問題が次々と明らかになっています。例えば地方と都市の医療格差、感染症対策の課題、医療制度のミスマッチなど、さまざまな問題がありますが、中でも、「医師の格差」は大きな問題のひとつです。この医師の格差は、私たち受診者側にとっても他人事ではありません。そこで第1章では、医師がどのような厳しい変化を迫られているのかについて、ご紹介したいと思います。

儲かる医師の必須能力はコミュニケーション能力

みなさんは、どんな医師であれば、受診したいと考えますか？ 腕が良いから、女医さんだから、話しやすいからなど、人によってそれぞれ基準はあると思いますが、私が考える良い医師とは「コミュニケーション能力が高い医師」です。

では、コミュニケーション能力が高いとは一体どういうことでしょうか。

・病気に対して納得いく説明ができること
・病気に対する最適解を医師として提案できること
・スムーズなコミュニケーションが取れること
・気さくな受け答えで患者さんの質問も嫌がらず聞いてくれること
・患者さんの生活の背景や事情も含めて考えてくれること

といったことが挙げられると思います。もちろん、これらのことも大切ですが、「良い医師」とはそれだけではありません。

・自身で診察しきれない部分は、診療できる医師にバトンタッチできること

これも重要なコミュニケーション能力のひとつだと私は考えています。

江戸川病院腫瘍血液内科部長兼がん免疫治療センター長兼プレシジョンメディスン

センター長の明星智洋医師も「しかるべき医師にバトンタッチできる能力は、医師にとって重要だと思います。コミュニケーションが素晴らしいということは、患者さんに対してだけではありません。コミュニケーションによって医師のネットワークを持っていることにもつながります。自分ですべてを診ようとしない、ある程度、人にコンサルテーションできる能力がある人というのが、最も重要なファクターかなと思います」と語ります。

コミュニケーション能力は、全方位に発揮されるもの。コミュニケーションスキルがあることは、医師同士や医療機関との連携可能性を広げることにもつながるのです。

患者さん側からは医師がどんなネットワークを持っているかは把握できません。しかし、それを測るひとつの指標が「コミュニケーション能力の高さ」になるのです。地域に密着した開業医がゼネラリスト、つまりオールマイティーに診られる医師だとすれば、その先のもっと専門的な治療は当然プロフェッショナルである専門医に任せる。そういった切り分けをすべきなのです。

患者さんは、医師を変えるのも自由です。もちろん、時と場合に応じて病院を使い分けるということもあるでしょうが、医師選びの重要なポイントは、「コミュニケーション能力が高いこと」であると考えています。

「親身になりすぎる」ことの弊害

2019年、「働き方改革関連法」が施行されたことはみなさんも記憶に新しいと思います。長時間労働の見直しや、副業の許可、時短勤務の実現など柔軟な働き方を認めていこうとする動きが社会全体に見られました。この働き方改革が、2024年度から医師にも適用されることが決まっています。通称「医師の働き方改革」。その中でクローズアップされている問題のひとつが医師の「過重労働」についてです。

大きな負担を強《し》いられる医師ですが、必要な医療を提供するためにこれまではいわば個々の医師による「ボランティア精神」で支えられてきました。しかし、「自分の時間も患者さんに充てる」という滅私奉公があまりに続くと、どういうことが起こるのでしょうか。

以下は私が今まで何度も耳にしてきた話です。

がむしゃらに勤務していた勤務医も、30代半ばに差しかかると心身共に限界を迎えます。経験豊富な第一線の医師が、急に「もうこんな働き方はできないから、負担の少ない健康診断や自費診療を担当する医師になる」と勤務先を辞めた事例も珍しいとは言いきれません。頑張って働けば働くほど、自身の休日は削られ、仕事と家の往復のみになっていくのでしょう。そして最終的にかなり早い段階で最前線からフェードアウトしてしまう。

これは、私たち医療を受ける側にとって大きな損失ではないでしょうか？

そのような事態に陥らないために、医師は「オール・オア・ナッシング」にならず、個人の幸せを追求しながら勤務を続けていくことが求められます。そして私たちにも、考え方の転換が必要なのです。すなわち、患者さん側も医師の重労働を理解すること。そのうえでより医師が長く働き続けるためにどうすれば良いのか？　を考えること。

患者さんのために、「医師本人が親身に行動をする」と「医師が親身に考える」ということを分けることです。これは決して患者さんに親身になってはいけないということではありません。治療については親身に考えぬいても、「親身になる」という行動は医師自らではなくてもできる場合も多いわけです。例えば看護師や理学療法士など、自分以外のスタッフができることは彼らに任せてしまう。そうでないと先の話のように医師自体が疲弊してしまいます。

例えば、入院していて体調が悪くなったとしましょう。今の医療制度では、夜中に主治医が来てくれなかったら、主治医が責められてしまう。このことで医師が責められるのは「違う」のではないでしょうか。

そもそも、「主治医でないとわからない」という事項は、冷静に考えるとそれほど多くはないはずです。例えば体調が急変して酸素濃度が下がれば、酸素を投与するでしょう。血圧が下がれば、血圧を上げるための処置を行うでしょう。すべての業務が極端に属人化しているのであれば、そこに問題の本質があるのだと思っています。

例えば主治医だけが持っている情報があるのならば、それは情報の共有化を徹底するべきですし、カルテに載せられない情報が本当にあるのか？　と疑うこと、もしあるのならば言語化する方法を模索することもまた、医師の過重労働を減らすには必要なことです。

これだけデジタル化が進んできた世の中です。ＡＩ（人工知能）やＤＸ（デジタルトランスフォーメーション）で取って代われる部分はどんどん導入し、「主治医でなくても同じ治療や予防法が受けられるようにする」というのが理想的なのではないでしょうか。

もちろん自分の手術を担当してくれた医師が、毎日自分の病室に来てくだされば嬉しい、安心する、という気持ちはわかります。私自身も、30歳のとき、胆のう摘出の手術を受け、1カ月半も入院をしたことがありますので、その気持ちは痛いほどわかります。しかしそうなると、そう思う患者さんを医師は毎日何十人と診なくてはいけないことになります。医師はひとりなのに、です。そしてそんな目の前にいる患者さんたちに集中するあまり、その医師が疲弊して辞めてしまうのでは、元も子もありません。

言ってしまえば医師を続けさせるのも、辞めさせてしまうのも、患者さんの行動ひとつなのです。患者さん側の感情を優先させて滅私奉公的な「親身な言動」を強制するのではなく、医師自身の幸せをも確保したうえで、「親身に考えてくれる」ことのほうが適切だと私は考えています。

明星医師も、「自分を幸せにできないと患者さんも幸せにできない」と述べている通り、今後は医師の犠牲のうえに成り立つ医療ではなく、医師個人の幸せを前提にした医療であるべきなのです。

開業医に専門医は必須ではない

開業医の医師の多くが「○○専門医」を掲げ、診療をしています。専門医という言葉の響きからつい、私たちは「この先生は専門の科を持っているから安心できそう」と判断してしまいがちです。

そもそも専門医になるには、国家試験に合格し、2年間の初期研修後、それぞれの専門研修を3年以上（診療科目によって異なります）を経て、専門医試験に合格後、晴れて資格を得られるものです。

「その道のプロとして極めていく」ということであれば、確かに専門医はキャリアパスとして必要な選択です。さらなる臨床経験を経て、「指導医」として勤務する先生も大勢います。しかし、専門医を取りながらも、開業し、自分の専門領域外の診療を行っている先生、もまた一方で多くいるのが事実です。

この専門医の役割とは一体何でしょうか？　当然その診療科目において深い知識と臨床経験を持つのですから、その技能はしかるべき場所で発揮されることが期待されます。すなわち、総合病院や大学病院といった基幹病院で専門的な診療をするため、あるいは専門外来として開業をするための資格であると考えられます。

であれば、一般診療と呼ばれる内科・呼吸器科・循環器科、すべてを診るような開業医になる場合、専門医資格の取得はそれほど意味をなさないのではないでしょうか。

新宿駅前クリニック院長の蓮池林太郎医師は「私自身は、学生時代からあえて専門医を取らずにオールマイティーに診る開業医を目指し、初期研修のときからさまざまな診療科での経験を積んできました」と話します。自身を「一般的な診療は診る、そして専門的な治療が必要な場合には、より医療設備が充実していて専門医のいる病院に紹介する。開業医は患者さんを振り分ける立ち位置」だとし、来院数の多い新宿西口のオフィス街で開業しています。

私もこの意見に賛成の立場です。

現在、大規模病院では総合診療科目を扱うところも増えてきましたが、今後クリニックはもっとこの総合診療に長《た》けた医師が求められると思います。医師側も専門医になることをマイルストーンにするのではなく、開業するのであればもっと広範に、なおかつ適切な診療ができる技術を磨くことに注力するほうが、患者さん側にとってもメリットが大きいと考える医師も増えてくるでしょう。

中堅の開業医が激減。若手の開業医vs同級生外来

「○○さん、最近見ないわねぇ」
「最近体調が悪くて、病院に来れないらしいわよ」

これは、一昔前のドラマにありそうな、病院の待合室での高齢者同士の会話のワンシーンです。

週3回、血圧を測りに来ては、先生とおしゃべりして帰っていく。こんな風景がクリニックの至る所で見られています。クリニックの医師は、患者さんと同い年くらいのおじいちゃんやおばあちゃん。これは「同級生外来」と呼ばれています。

週3回も通ってきてくれるのですから、クリニックにとってはなかなかの金額を落

としてくれている患者さんです。しかし、このような光景はコロナを機にぐっと減少傾向に向かっています。

そもそも一昔前は、開業するのは「教授になれないから開業しよう」「ある程度勤務医で経験を積んだから、父親の後を継いで開業しよう」というような、中堅どころの50歳前後の医師でした。開業医の数が急増しにくいことやこのような同級生外来もあり、どこで開業しても、そこそこの経営が成り立っていました。

しかし現在では、開業する先生の年齢はどんどん下がり、30代半ばで開業する先生も珍しくない時代。この要因のひとつは「医局に入らない人が増えたから」。言い換えると、医局に入る選択肢を取らない分キャリアを自由に描けるようになったのです。

そのため、「開業したい」というビジョンがある場合、早めに開業をしたほうが、初期投資の回収期間が長くなる、つまり「お得になる」ということになります。

さらに早いうちに開業するメリットは他にもあります。

- 年齢的にも若いほうが、新しい仕組みやマーケティングをどんどん取り入れやすい
- 体力があるから、患者さんを増やしたい開業直後は、朝8時から夜8時までなどの長時間労働も可能

・年齢が上がり、大病院での診察スタイルが習慣になってしまうと、医師の中には患者さんに対してもつい高圧的になってしまう場合があるが、そのような習慣がない

こう書いてみると、やはり年齢的に若いうちに開業するメリットは多々あります。今後は若手の開業医が増え、同級生外来は減少していくのではないでしょうか。

そうなると気になるのが、開業するはずだった中堅医師のゆくえです。これは私の予想に過ぎませんが、地方で在宅診療・訪問診療を開業する医師が増えてくると思われます。訪問診療であれば、開業医のクリニックのように大掛かりな設備は必要ありません。事務所と身ひとつと看護師さえ確保できれば開業することができます。あるいは、法人の勤務医として、訪問診療に携わる、という選択肢もあるでしょう。

いずれにしても、すべての医師の仕事は確保できると確信しています。医師の役割や仕事は増え続けており、医師に手ずから何かをしてほしいというニーズは大きいためです。20年前に、脱毛や薄毛治療、EDに専従する医師や、セカンドオピニオン外来、産業医がこれほど活躍する時代が来ると想像をしていた人は少ないでしょう。こ

れは想像の域を出ませんが、例えば、富裕層向けの医師兼美容師が髪を切ってくれるサービスなどもあり得るかもしれません。あるいは、Amazonや他の大手の通販会社がもし薬の販売に本格的に乗り出したら、薬を分配するための「分配器」が設置され、その前に座って監督だけをする医師アルバイトが生まれるかもしれません。

あるいは、今後生命保険に入るときの問診は必ず医師が行うなど、制度改定によって医師の業務が増えていくかもしれません。いずれにしても消えていく慣習やビジネスモデルがある一方で、新たに生まれる領域もあると思っています。

行政と一緒になって、「街づくりをする」のがクリニックのあるべき姿

有明に位置する「有明みんなクリニック有明ガーデン院」は、2020年9月に10周年を迎えた有明地域の医療を支えている病院のひとつです。現在ではここでグループ5院を経営している小暮裕之医師は、「2010年当時、この周辺は医療機関が少なく、住民の方々が困っていることを知り、有明にクリニックを開院しようと決めました。ちょうどこれから人口増加が行政の計画の中にも入っていた。これはやりがい

があるなと思って始めたんです」と述べます。さらに小暮医師は、「地域医療にあるいくつかの課題を解決するために開業すべきであって、先に地域選定から入る開業は間違いである」とも。私はこの先生の意見こそが、今後のクリニックのあるべき姿ではないか、と考えています。

昨今は、例えば「港区でクリニックを開業したい」という方の中には、「港区に住みたい」「職住近接がいいから」という「自分の都合ありき」でクリニックを開業する先生が多いように見受けられます。

個人の利便性を求める心情は理解できますが、開業する目的は「ビジョンありき」で考えるほうがあるべき姿だと考えます。すなわち、「開業したいから開業する」のではなく、「現状では解決できない課題を開業することによって解決に導く」ことこそ、本来の目的であるべきなのです。またそれこそが成功の秘訣だとも感じております。

小暮医師は「課題がないのに開業したいというのは、その課題は自らが裕福になることの場合が多い。自らが好きな時間で働きたい、という内向きの理由で開業して、どうやってうまくいくのかが僕にはわかりかねます」とも述べており、ビジョンありきで開業した小暮医師の姿勢は大変素晴らしいのではないでしょうか。

本来、企業（法人）が果たすべき役割は社会課題を解決することにあります。しかし、それが「開業」ということになったとたん、その役割を忘れて自己実現に走ってしまう医師も多いと感じています。その点、小暮医師は有明・豊洲・勝どき・田町芝浦の湾岸地域の医療課題に真摯に向き合っており、患者さんからの信頼も厚いはずです。

「必要とされている場所に適切な医療を届ける」こと、そして「自分のクリニックが地域医療の一端を担う」ということは、言ってみればその街づくりの一端を担っている、といっても過言ではありません。

「特に住宅街の中の医院や、地域密着型のクリニックの場合、一緒に住みやすい街をどのようにみんなでつくっていくか、という視点が大事」とも小暮医師は語ります。

特に人の出入りの多い地域は、行政の視点で見れば、いかに転入してもらうかがカギともなります。クリニックと住民、そして行政が一体となって街づくりを進めていくのは、言ってみればひとつの「街の魅力」にもなり得るはずです。

地方に目を移せば、医療資源が乏しい地域がたくさんあります。今後はそういったところにいち早く目を向け、地域医療の底上げをはかる医師こそが、「勝ち組」になる可能性を十分に秘めているのではないでしょうか。

複数の医師がモールを形成し、ワンストップ医療が実現

医師が郊外でクリニックを開業する場合、狙うべき場所はどこだと思いますか？意外と思われるかもしれませんが、答えは「商業施設」です。スーパーマーケットやホームセンターが集まっている、いわゆる「ショッピングモール」です。

「誰しもが忙しく毎日を送っているので、やっぱり利便の良さを求めるんですよね。つまり1カ所に行けばいろいろ用事が済む。買い物のついでにクリニックに寄る、あるいは診療の待ち時間に買い物を済ませられるなど、これからはよりワンストップでの医療が求められるでしょう」と先の小暮医師は語ります。個人単体で開業するより

も集客しやすい、というメリットも挙げられます。

「医師をはじめとする医療従事者のみで運営していくのではなく、他業種を巻き込んで共創していくことは、今後生き残るためには必要な考え方だと思います。他力を重ね合わせながら、地域に調和していけたら、地域全体の価値も上がるのではないでしょうか」とも小暮医師は述べています。

小暮医師が経営しているクリニックは、まさにショッピングモールがモデルです。先生の病院では小児科・耳鼻科・内科が併設されているため、例えば小児科に行って、中耳炎の治療ができなかったから、隣の診察室の耳鼻科でもう1回診てもらえる、地続きのシステムを取り入れています。これは患者さんにとっては大変便利です。

歯科の世界では、ショッピングモールでの開業は取り合いです。医科の世界では、まだ科目が多いこともあり、そこまでの状況ではありませんが、今後は変わってくると考えています。

「大学病院などの総合病院も、複数科目がある仕組みじゃないか」と思われそうですが、大学病院などとの大きな違いは診察券ひとつで他の診療科にすぐかかれる、そのスピード感ではないでしょうか。また、すべてひとつの法人が経営しているため、開業する際の初期コストも抑えることができる、まさに効率の良い病院経営といえるでしょう。

今後私はこのような大規模化されたクリニックが増えていくと思います。患者さんにとってメリットがあるだけではなく、必要な人材を集約化することで、効率のいい医療機関経営をすることが可能になるからです。

ドメスティック医師・世界標準医師

グローバル化が進み、海外で勤務する日本人医師も増えています。反対に海外から、留学や海外勤務を経て日本で活躍する医師も少なくありません。いわばドメスティック医師と世界標準医師、今後はどこで活躍するか？　それによって、医師間での格付けが行われるかもしれません。

例えばドメスティック医師は「日本での活躍を前提とする医師」、世界標準医師は

「世界での活躍を見越したグローバルな視点を持っている医師」といったように医師にわかりやすいラベルを付けることで、医師の選び方が変わるかもしれません。

しかしながら、このラベル付けの前に大きな問題があることをご存じでしょうか。実は、医師には明確な評価制度が存在していません。余談ですが、よほどのことがない限り、医師免許はく奪ということにはなりません。医師の数は限られていて簡単には増やせないため医師は特別に守られた存在なのです。

話を戻しますと、医師を評価できる公的な評価基準がないため、言い方は悪いですがどんなに腕の良い医師でも、悪い医師であってもそれがわかる指標が存在していません。それは医師の問題というよりも、評価を決めてこなかった国の問題だと私はとらえています。

今後は、評価制度が生まれてくるのではないかと期待をしております。

ちなみに、世界的な基準で見ると、生命保険会社あるいは国やそれに準じる機関が、病院や医師に対して保険支払いの適用対象とするかの認定を行い、認定されるかどうか、どのレベルで認定されるかが重要な指標となるケースが多いです。また、医師の売り上げと給与が連動をしているケースも珍しくありません。

現状の日本のように評価基準のない中で、医師はどのように自分のキャリアをつくっていくのが良いのでしょうか。まずは自分のキャリアとKPI（重要業績評価指標）を決め、それに向かって努力していくことだと私は考えています。

例えば「世界標準医師でやっていきたい」と考えた場合、自分のキャリアを70歳と見たうえで、◎歳までに留学をして、〇〇の手技を身に付ける、手術は55歳まで続けて、その後は後輩を指導できる立場になる。そのためには、◎歳までに英語をマスターして、論文を〇〇に掲載し、何歳までに〇〇の手術を〇〇例する、などが考えられます。これはあくまでも一例ですが、自分の目指すべきKPIを自分で定めて、それを追っていける人が、今後は強いのではないでしょうか。

そのKPIを「年収」や、労働時間あたりの「時給」でとらえる考え方もあるでしょう。例えば外来診療専門のママさん医師の場合、1時間あたり自分はどれだけ稼げるか。と同時に医療機関側にどれくらい稼がせたいのかを考えることで自分の行動は自ずと決まってきます。

これは勤務医であっても同じことで、例えば「来年までに第一執刀医になるために手術の腕を磨く」とか、「5年後に教授になるために論文を書く」というように自分の目的に対して、きちんとしたＫＰＩを定められているかどうかがポイントになってくると思います。

医師がどのようなキャリアを描きたいか、その目標を受診者側が知ることで、「こういうビジョンを持っている先生になら、診療をお願いしたい」というひとつの判断基準にもなるはずです。

自由だがリスクもあるノマドクター

数年前、『ドクターX』という医療ドラマが一躍話題になりました。「私、失敗しないので」というセリフとともに手術を行う主人公、まさにあの医師が「ノマドクター」でした。どこにも所属せずフリーランスという形で、医療に従事する、それがノマドクターです。

しかし現実はドラマのようなカッコ良い部分ばかりではありません。ノマドクターが「全責任を取りますから手術をさせてください」と言って、もし失敗してしまった場合、患者さんはその先生を訴えるのではなく当然ながら、ノマドクターを雇った病院を訴えることでしょう。つまりいきなりやってきたノマドクターに大きな手術を任せる、という確率は現実的にいってかなり低いのです。

しかしながら、自分の専門分野や、リスクが低いと判断した範囲だけを請け負う、そんなノマドクターは歯科や美容外科の世界には、実際に存在しています。ノマドクター側にとっては、人間関係が希薄で、余計なしがらみもないため、ストレスフリーで働ける、そんな見えないメリットもあるようです。

さらには、ノマドクターの中には1日限りの外来や、夜勤・健康診断・コンタクトレンズの処方などのアルバイトをしながら生計を立てているという医師もいます。彼らは旅行感覚で、今月は北海道で来月は沖縄という風に医療機関を渡り歩いて稼ぐなどするのです。余談ですがこのような働き方のメリットは、雇用が安定しないリスク分と、急募の場合も多いため、割増しで給与がもらえるため、年間2000万～3000万円の収入になることが多いです。逆にデメリットはキャリアが積み上がらない点です。

このような働き方は、実は現代にポッと出てきたものではありません。このノマドクターのはしりというべき考え方は、歯科医療にあります。そもそも歯科の世界において矯正治療は「矯正専門医」に任せるという慣習がありました。つまり、特殊で高い技術が求められる場合は、専門の医師にお任せしようという考え方です。

そういった発想でいけば、ノマドクターによる診療は、自分の培った技術をいかんなく発揮してもらえるということにもなります。

「自分の技術を武器に、腕を磨いてきた医師」なのですから、私たち受診者側も彼らを積極的に活用すべきではないか、と個人的には思っています。

ストレスが少なく、自分の腕ひとつで稼ぎ出すノマドクター。一見すごく良さそうに見えますが、実はコロナ禍の際に、収入も勤務場所にも大きな影響を受けたのが彼らでもあります。緊急事態宣言下で、県の移動が禁止になった際には出入りが禁止になってしまったり、患者さんが集まらないことを理由に、外来閉鎖が起こって働き場所を失ってしまったりといった立場に置かれたノマドクターも多かったのです。

とても良い働き方だと思われていたノマドクターでしたが、コロナ禍によって、「安定して仕事が続けられない」という現実にも直面したようです。

しかし、コロナが落ち着き、これまで通りの医療が提供できるようになれば、再びノマドクターが活躍する社会になるだろうと私は考えています。

第2章

医療格差で患者も個室か廊下に分かれる

2020年から急拡大したコロナウイルスは、私たちの日常生活を大きく変化させ、それに伴い行動抑制も起こりました。

2020年12月現在の外食産業の売り上げはマイナス15・5%を記録。これは10カ月連続マイナスとなり、「お客様が外出自粛を続けている」ひとつの指標になるでしょう。

しかし、それだけではありません。このコロナ禍は、医療格差の存在も浮き彫りにしたのです。「医療がひっ迫していることは知っているけど、そのような格差は生まれていないのでは?」と感じる方も多いかもしれません。しかしながら確実に地方と都心の格差、そして年収による格差など、受診者側の格差は知らず知らずに生まれています。この章では、世界の医療事情をご紹介しながら、読者の方が知らない今の医療の現実をお伝えしていきます。

これからは「自費診療」と「保険診療」に分かれる

日本のこれからの医療制度は、自費診療と保険診療に分かれていくといわれています。まずはその話をする前に、日本の医療制度について簡単に説明しておきます。

現在の日本の医療制度は3つの柱を持っています。

1つ目は国民皆保険制度です。これは、国民全員が保険料を国に支払い、公的な医療保険に加入するという制度です。ちなみに、高額な医療費がしばしば話題に取り上げられるアメリカでは、国民全員が一律に加入する医療保険は存在しません。

2つ目はフリーアクセス制度です。フリーアクセスとは、国民はいつでも、どこでも自由に医療機関を選択でき、医療を受けることができる制度のことです。ちなみに、アメリカ・イギリス・ドイツは、「かかりつけ医制度」といわれる制度であり、受診する際には、まず自分のかかりつけ医に診てもらい、その後必要であれば病院に紹介を受ける、というシステムを採用しています。

3つ目は、現物（医療給付）サービスという制度です。簡単に言ってしまうと、日本では一部の負担金のみで医療サービスが受けられる、という仕組みです。

このように日本の医療では医療サービスを「国民全員」が受けられる仕組みが整っています。その点では日本の制度は優れている、といっても良いかもしれません。しかし、この保険診療には医療提供者側にとっても、受診者側にとっても不利益をもたらしている側面もあるのです。

例えば、保険診療を行う開業医のクリニックの場合、診療科目にもよりますが、大きな利益を出すことはできないのが現状です。「クリニックに儲けは必要ないのでは？」そう思う方もいらっしゃるかもしれませんが、クリニックは固定費に加え、設備投資に一定の費用がかかるもの。そのため、儲けを追求するのは当然なのです。

受診者側から考えると、保険診療は法律によって「治療できる範囲」が決められています。しかし、「保険診療の枠にとらわれず、もっと高度な医療を受けたい」、そう思う受診者もいます。実際、皮膚科治療などでは美肌を保つ目的で、高度な医療が用いられていますが、そういった治療は保険の対象外ということを考えると、イメージがしやすいのではないでしょうか？

すなわち、受診者側にも保険診療の範囲を超えて、「治療可能範囲の選択肢が広がる」というメリットが生まれるのです。

今後、私は保険診療のみで治療する方と自費診療を活用する方の二極化が生まれると考えています。強いていえば、医療にお金をかけられる人・かけられない人での「健康格差」が生まれてくるのではないでしょうか。

再生医療などに代表される医学の飛躍的な進歩によって、がん治療や美容医療の分野では、保険診療ではできなかった医療ができる時代になりました。よって、クリニックでも自費診療でのニーズはますます増えていくことでしょう。

医療費で破産する国・しない国

みなさんも、今回のコロナ禍の報道で、一度は、「アメリカの医療費は超高額」ということを聞いたことがあるのではないでしょうか。

では一体それはどれくらい高いのでしょうか？

ここに興味深いデータがあります。ジェイアイ傷害火災保険株式会社が２０１６年に調査した虫垂炎手術入院（２泊３日）の各国別総医療費ランキングによると、アメリカ（ホノルル）は総治療費が約３００万円の費用負担がかかるのに対し、日本は約60万円。なんとアメリカでは日本の治療費の5倍近い医療費がかかることがわかります。

なぜこんなに医療費が高いのか？　というと、その理由には大きく分けて２つあるようです。

１つはすべてが自費治療だからです。もう１つは、医師や看護師といった医療従事者がみな分業制で、エキスパートの集団だから払う費用が高額になるのです。

通常日本では、手術をした医師がそのまま、主治医として担当を受け持ちますが、アメリカでは手術をする医師、病棟で診察をする医師、というように分業制になっているため、その分人件費がかかるのです。

余談ですが、アメリカでは救急車も有料のため、もし急に具合が悪くなって、手術・入院などになると、1週間で1000万円近くの費用がかかるといっても過言ではありません。

この負担額の大きな差には、日本には国民皆保険制度と高額療養費制度があることが起因していると考えられます。日本では、「すべての人が安心して医療を受けられる社会の実現」のため、いわば社会的セーフティーネットともいうべき仕組みが発達しているのです。

アメリカの医療保険制度は、企業の福利厚生という位置づけです。よって、誰もが医療保険に加入しているというわけではありませんし、当然、日本の「高額療養費制度」といった仕組みはありません。

現状、アメリカでは65歳以上の高齢者を対象とした「メディケア」と、各州政府が運営する低所得者や障碍者を対象とした「メディケイド」という2種類の公的医療保険制度があります。これらには、保険適用の範囲や、負担上限などの制限があります。

そういった観点でいえば、日本の医療制度は利用に対する制限が少なく、誰もがアクセスしやすい制度である、といえるでしょう。

先述の通り、アメリカの保険制度は、企業の福利厚生としての「医療保険制度」であるため、アメリカ国民の3分の2が民間医療保険（マネージドケア）に加入しています。民間保険ですので、いくつかの種類があり、代表的なのが「PPO」や「HMO」といったプログラムです。

どのプログラムの保険に入るかで掛け金が異なりますが、企業負担分を除いても、一家族（4人家族）で年間2万ドル程度の保険料負担があり、病気にならずとも、医療保険費そのものが家計の大きな負担になっています。

そのため、アメリカでは高額な保険料を支払うことができず、無保険者になってしまう国民が多く存在しています。これに対してオバマ政権時に実施された「オバマ・ケア」（アメリカの中小企業に民間保険の加入を義務付けした制度）により、201

3年、当時約4200万人にものぼった無保険者は2016年に約2800万人にまで減少。その後も順調に無保険者が減少していましたが、トランプ政権になり、民間保険の加入を努力義務としたことで、また無保険者が増えるといった社会課題が生じています。

American Journal of Public Health に掲載されたある研究によれば、破産宣告をされた人のうち、「約67%が医療の支払いにより破産し、かつその内の8割が保険に加入していた」と答えているといいます。アメリカでは、病気になり病院にかかることが、破産の最大のリスクといえるかもしれません。

医療保険が命綱になる日

さて、前項でアメリカの医療事情や医療制度をお話ししました。経済大国第1位であるアメリカですが、患者さんを取り巻く医療事情は、思った以上に厳しい現状であることがおわかりいただけたのではないでしょうか。

加入している医療保険プログラムにもよりますが、自費での負担が高額なアメリカでは、「病院にかからずに健康を維持すること」、つまり病気予防の意識が格段に高いとされています。それを裏付けるように、アメリカのサプリメント市場規模は、2015年時点で約3・8兆円。これは日本の約5200億円を大きく上回っており、アメリカ国民全体の「自分の健康は自分で守る」という意識の高さがうかがえます。

つまりアメリカは経済大国でありながら、サプリメント大国でもあるのです。

予防志向が強いこと、また医療費が高く健康保険料も高いことから、「予防医学」の考え方が浸透しています。カイロプラクティックを利用して自分の健康維持に努める人も多いようです。また、フィットネス人口もアメリカは世界ランキング第1位をマーク（2018年国際ヘルス・ラケット・スポーツクラブ協会調べ〈IHRSA〉）。自分の健康維持のために、一定の金額を出すことに抵抗がないともいえるでしょう。

日本では、「明日から原則10割負担になり、国民皆保険制度は廃止します」といった社会が来るのは考えにくいですが、それでも増え続ける医療費を削減するために、「自費負担5割」という時代は来るかもしれません。

そうなると、民間の健康保険会社が力を持ち始め、「健康な人は保険を選ぶ自由があるけれども、逆に病気にかかっている人は保険に加入しにくくなってしまう」といった病気による格差が広がる恐れはあります。

ここでいう「病気」とは、先天性の病気ではなく、生活習慣病に代表されるような後天的な病気をモデルにしています。いずれにしても、今まで以上に健康に気を使う、あるいは、ヘルスケア事業がもっと見直され国民全体の医療に対する考え方も、「病院ありき」ではなく「予防ありき」に変わる可能性があることでしょう。

アメリカのような医療制度になってほしい、とは思いませんが、いずれにしても日本人は「自分の健康は自分で管理する」という意識をもっと持っても良いのではないでしょうか。さらにいえば、「健康への優先度」をもっと自分でコントロールすべきです。

予防医学的な発想を持ち食生活や運動習慣、ストレスチェックなどを行ったうえで健康的な生活をどう営んでいくのか。

それとも、健康にはそれほど気を使わずに食べたいものを食べ、飲みたいときに飲む、といったような生活を続け病気になっても、それは自分の行いが返ってくるだけ、と割りきるのか。

健康に対する価値観をどう持つのか、問われる時代はもうすぐやってくると考えています。

海外では「営利目的」の病院運営もアリ

日本では「病院」と「医療法人」において、「非営利であること」が厳格に定められています。では、海外の病院はどうか？　というとアメリカでは「営利」と「非営利」の病院の2種類が存在します。

特筆すべきは、「営利型」の病院です。すべての州に「営利」病院があるわけではないのですが、アメリカでは病院運営を株式会社が行っている場合もあり、その目的は「医療サービスという事業を行い、利益を出していくこと」に集約されます。よく言われることですが、市場原理を病院運営にも取り入れているのです。

非営利の病院、あるいは医療法人しか認められていない日本からすると「え？」と思ってしまうような感覚を覚えます。しかしながら、病院経営を非営利目的とするのは、本当に正しいことなのでしょうか。

２０１８年に実施された「病院運営実態分析調査」によれば、回答した６４４病院のうち、「約7割が赤字である」という事実が判明したのです。さらに、２０２０年の新型コロナウイルスの到来によって、状況はさらに悪化。

同年8月に公表された「新型コロナウイルス感染拡大による病院経営状況の調査（２０２０年度第1四半期）」によると、１４５９病院に調査を行ったところ、約3割にのぼる病院が賞与の減額を行ったと回答。病院経営悪化のしわ寄せが医療従事者に及んでいる実態が見えてきます。

つまり国によって定められた診療報酬の中でやりくりするだけでは、収益性は確保できないということなのです。今後、新たな医療を切り拓くうえで突破口になるのが、「マーケティング思考」になるのではないでしょうか。

ＰＣＲ検査で一躍有名になった「にしたんクリニック」の運営をサポートするエク

スコムグローバル株式会社の代表取締役社長・西村誠司氏は、「もっと医師が、マーケティング的視点を持ち合わせれば、新しい医療をつくっていくことは可能」と述べています。

「僕はアメリカ在住経験から、日本とアメリカの医療の違いを幾度となくこの目で見てきました。日本は保険診療がベースですが、アメリカは自費診療がベース。だから、アメリカの医療は無駄がないというか、何でも効率性を求めるんですね。

僕の妻はアメリカで出産したのですが、不妊治療がとにかく日本よりもずっと進んでいました。

今回のにしたんクリニックのＰＣＲ検査の成功も、〝高水準の検査精度を保ちながらも、リーズナブルな値段でご提供する〟というサービスがみなさんに受け入れられた結果だと思っています。

どこにニーズがあるのか、問題がどこにあるのか。そういった意識を持ったうえで医療サービスをウォッチしてみると、まだまだ患者さんにとって有益なサービスは隠れていると思います。命を扱うことに営利主義が入ってくることが、サービス低下に直結するというのは、日本ではまず考えられないのではないでしょうか。

マーケティング思考を持って医療サービスを効率良く患者さんに届けることができれば、むしろそれは、患者さんにとって治療の幅が広がることにもつながります。僕は今後も、〝新しい医療〟を開拓すべく、動いていきたいですね」とも語ります。


日本で株式会社が病院や医療法人を運営するのはまだハードルが高いですが、西村社長の方法のように、運営やプロモーションなどを企業が請け負うことであれば新たなドアは開かれるかもしれません。

そしてその新しいチャレンジは、決して私たちを不幸にするものではないはずです。

個人の医療情報PHRが国民管理番号になる日も近い？

ＩＴの分野は、ここ10年で目覚ましい発展を遂げました。現在では「ＤＸ」がひとつのキーワードとなり、さまざまな業界でＡＩやテクノロジーを駆使した生産効率化や事業の活性化が行われています。

さて医療DX化のひとつとして現在取り組みが進んでいるのが、PHR（Personal Health Record）の普及です。このPHRを説明する前に必要な、EMRとEHRについて、まずご説明します。

EMR（Electronic Medical Record）とは、電子医療記録と訳され、これは電子カルテとも呼ばれ、個人の病歴や投薬歴、さらには健康状態を記したものです。これはそれぞれの医療機関が保存しています。

EHR（Electronic Health Record）とは、電子健康記録と訳され、これはEMRより広義の範囲での記録を指します。例えば病歴や投薬歴に限らず、これまで受けた検査内容や画像、さらには、アレルギーの有無といった、生涯にわたって得られるあらゆる健康・医療情報を記したものです。

EHRは、「あらゆる情報を共有化して、個人の健康維持に役立てよう」とする観点から、異なる医療機関でも個人の情報を共有でき、個人の正確な健康情報を知るためのツールとしての役割が期待されています（ただそのためには、異なる病院同士でも同じシステムを備えている必要があります)。

ちなみにこのEHRが充実しているのがイギリスで、2017年には医療機関の約97%が導入済みで、普及率の高さが目立ちます。

そして現在、日本でも導入の取り組みが進んでいるPHRとは、その名の通り「個人健康記録」を意味します。ひとりひとりの病歴や投薬歴といった健康に関する情報を、個人のWebサイトやアプリといった媒体を用いて、個人で情報が管理できる仕組みのことを指します。

自分の健康情報を管理することができれば、違う病院にかかったとしても、問診や検査の手間が省けるなどスムーズな診療が可能となります。また、個人で常に健康情報を確認できることからも、健康に対する意識を高めることができるでしょう。

「自分の健康は自分で管理する」という文化が根付くアメリカでは、Blue Buttonというサービスがあり、約1・7億人がアクセスしていると推定されています。総人口の割合から考えると約半数以上がアクセスしている計算になります。

日本は、このようなＰＨＲの仕組みはまだモデル段階にあり、実用化には至っていません。しかしながら、技術的にも決して難しいことではなく、導入のタイミングさえあれば、実用化していけると考えられます。正確な健康・医療情報を持っておくことは、個人にとって最適な医療を受けられる可能性が広がることになるのです。

海外でのかかりつけ医制度や病院の立ち位置は、こんなに違う

本書でも何度か海外かかりつけ医制度などについて触れてきましたが、今回は、ドイツの医療事情を例に挙げて、日本との違いをご紹介したいと思います。

といっても広範にわたりますので、ここでは簡単にドイツの健康保険制度をご紹介したうえで、かかりつけ医や病院の立ち位置をお話しします。

ドイツは、２００９年より国民皆保険が実施されており、公的保険と私的保険の２種類のいずれかに加入しなければなりません。約９割の国民が公的保険に加入し、残

りの約1割が私的保険に加入しています。私的保険には公務員、職業軍人、一定以上の年収の人や、フリーランスの人が加入します。

この2つの保険には、違いがあります。

公的保険では、治療範囲や治療薬が限られており、原則としてジェネリック薬品しか選ぶことができません。

一方私的保険では、教授や部長医を指名して診療してもらうことができます。また、先発医薬品の使用も可能です。ただ、ドイツの医療制度の特徴は「保険収載されている＝保険適用」ではないので、必要に応じて、自分で民間の保険に加入するなど、工夫が必要になります。

ドイツのかかりつけ医制度にも触れておきましょう。かかりつけ医制度は義務ではありませんが、加入することで自己負担金が安くなるため、ほとんどの国民がかかりつけ医制度を利用しているようです。ちなみに、外来診察は無料となっています。

具合が悪いと、まずはかかりつけ医のもとで診療を受け、かかりつけ医がより高度で専門診療が必要と判断した場合には、病院へ紹介する仕組みとなっています。

ドイツでは、1次診療がかかりつけ医、2次診療が開業専門医か病院勤務医となっており、診療所は外来をする場所、病院は入院治療をする場所、という役割分担がはっきりしています（ただし現在は、病院でもがん治療などの専門外来診療を行うようです）。

開業専門医はその名の通り、「自分の専門分野しか診療しない」ので、日本の開業医とは性質が異なっています。

ドイツも、今後高齢者が増大することが予測されており、医療費負担の問題は国の重要な課題でもあります。そのため、国が主導する形で医療費抑制に動いてきた経緯を感じることができます。

ドイツと日本の患者さんを取り巻く環境を比べてみると、日本は患者さんに対して非常に手厚い制度だ、ということがわかります。ドイツでは救急車は有料ですが、日本では無料。さらに、ドイツでは先発薬の使用割合が約10％であるのに対し、日本では約50%。また、ドイツの薬局では処方薬を箱で渡すだけですが、日本では薬剤師が梱包して服薬指導まで行います。

確かにドイツと日本を比較してみると、ドイツは「病気になるのも、健康でいるのも自己責任ですよ」という個人の独立性が尊重されている、という印象を持ちました。

その中でも私が「ドイツの医療制度の中で優れているな」と感じたのは「医療の質を第三者機関（保険者・医師会）が判断し、医療機関単位での調査結果を公表している」点です。

医療の質を、必要性・有用性・経済性で判断し、診療報酬に反映させる仕組みがあることで、診療報酬を上げるべく、医療機関は努力するシステムになっているのです。

これは日本では制度化されていませんが、前述したように今最も必要なことではないでしょうか。

患者さん側にとってみれば日本の医療体制は、とても恵まれている、といえるでしょう。しかしその恵まれた医療サービスの裏には多額の医療費負担を国が抱え、結局のところ私たちは負の遺産を子供たちに引き継がせているのです。

私たちは諸外国の医療体制をさらに研究し、改善を急ぐべきなのかもしれません。

海外のオンライン診療と比べ、日本は周回遅れ

「海外に比べて日本のオンライン診療の普及はかなり遅れてしまったと感じています」と話すのはMRT株式会社代表取締役の小川智也医師です。

日本でもコロナの感染拡大に伴い、初診のオンライン診療が解禁されました。今後もオンライン診療の活用は拡大の一途をたどっていくと私は予想しています。


「特にオンライン診療の先駆けと呼ばれるのは、アメリカ・イギリス・中国です。特にアメリカやイギリスは、医師が診療を行う目的でオンラインを使う、という私たちが思い描くオンライン診療そのものです。

ところが、東南アジアの医療圏での活用概念はさらに一歩進んでおり、健康相談からオンライン診療、薬の処方・配送までをワンストップで行っているサービスもできました。これは、人口あたりの医師数が少なく、また病院にかかれる国民が少ないと

いった問題が起こしたイノベーションともいうことができます。つまり、潜在的な患者さんが、オンライン診療の普及が拡大する中で噴出したといってもいいでしょう。

さらに進んでいるのが中国です。現在、オンライン上でＡＩが簡単な診断をしてくれて、疾患の説明や疾患に効果のある薬までアドバイスをしてくれます。もはやＡＩが医師代わりといった側面もあります。ご存じのように中国のＡＩ技術は、自動運転やスマートシティなど、あらゆる面で活用・進歩を遂げています。また、国土も人口も巨大であることから、オンライン診療が広がりやすい環境でもあります。

今後、アメリカ・イギリスなどの欧米圏、そして中国をはじめとするアジア圏でもオンライン診療は間違いなく拡大していくでしょうね」と小川医師は述べています。

小川医師が指摘するように、中国のがんなどの画像診断技術の高さはもはやトップクラスです。国民の医療データを管理し、それをＡＩに学習させるといった一連の仕組みがあり、国をあげてＡＩの発展に取り組んでいるのです。圧倒的な症例数だけでみると、日本は追い付くことは難しいといわざるを得ません。

私は、海外のオンライン診療をそのまま日本に当てはめる必要はないと思っています。それよりも、医師の偏在解消や効率化改善のためにオンライン診療をもっと普及させていくべきだと思います。

現在は、医師が診察して薬をもらうというのがスタンダードですが、ＡＩ技術が発展し、より正確な診断が行えるようになれば、ＡＩから提供される診断情報に応じて、個人が薬を選ぶ、そんな診療形態もひとつの選択肢になるかもしれません。

増大し続ける医療費を抑制するためのひとつの手段として私は、オンライン診療は大きな可能性を秘めていると考えています。

介護問題に取り組み、一定の成果を上げたオランダ

これまで日本の医療を海外のいくつかの国と比べてきましたが、比較するポイントを変えるとまたいろいろなことが見えてきます。

例えば日本よりも早い１９６８年から介護保険をスタートさせたオランダでは、介護保険料が国の財政をいよいよ圧迫し始めたという経緯から、２００７年に改革のメ

スを入れました。

それが、「社会支援法」と呼ばれる互助精神による高齢者のサポートを促す仕組みです。「医療従事者だけではなく、家族や友人・知人・ボランティアスタッフが高齢者をサポートする」ということが国の法律として定められることは極めて画期的だと思います。

オランダは、地域社会の中での相互扶助＝ボランティア活動が活発な国です。その地域社会の中で高齢者の生活を支援するために、家族や友人、あるいは近隣の住人がボランティアとして手を貸す「マントルゾルフ」と呼ばれる文化が形成されています。

また2006年よりスタートした「ビュートゾルフ」という訪問看護サービスは、現場の自主性を重視して、少人数のグループで精力的に活動することで、世界的にも注目を集めるサービス形態です。

オランダのように高齢者問題に早くから取り組み、国が指針を示すことは何より国民の意識を変え、適正な医療や介護サービスにつながるような気がしてなりません。

もちろん、このオランダのケースはもともと文化的に相互扶助精神があり、人口も約1700万人と小さな国だからこそ、できたケースなのかもしれません。しかしながら、日本の文化や人々の暮らしに合致した介護のあり方、さらには医療サービスのあり方はつくっていけるはずです。

ちなみにご紹介した「ビュートゾルフ」の考え方は日本でもじょじょに広がりを見せています。「看護師が主体となって訪問看護を行っていく」という考え方は、今、進んでいる日本における地域包括ケアシステムを成功に導く大きなカギとなりそうです。

第3章

新型コロナウイルスでわかった「自分の命は自分で守る」

２０２０年に発生した新型コロナウイルスによって、世界は今に至るまでその脅威と戦っています。２０２１年３月５日現在、１億１５９５万４４６１人の方が感染し、少なくとも２７０万２５８８人の方が死亡しています。中でもアメリカは累計死者数が50万人を超え、その深刻さがうかがえます。一方日本の死者数は同じく３月５日現在８２３０人と１万人を下回る数となっています。

もちろん人口比率や国土の大きさを鑑みなければ、一概に日本が圧倒的に少ないということはできませんが、しかしながら日本の死者数は、全世界的に見て少ないといっていいでしょう。日本のコロナ対策に関して賛否両論はありますが、私はこのコロナショックをきっかけに「健康であることの価値」を改めて見つめなおすきっかけになったと思っています。第３章では、新型コロナウイルスによってクローズアップされた問題点とともに、かかりつけ医のあり方についてお話ししていきます。

日本のコロナ対策は「奇妙な成功」

２０２０年、初期の段階でのコロナ対策が成功した国でまず挙げられるのは、やはり「台湾」でしょう。２０２１年3月現在、台湾での死者数は10人にとどまり、経済や日常生活もほぼほぼ元通りになっているとのこと。この時点では「感染を抑え込んだ」唯一の国といってもいいかもしれません。

この成功要因のひとつに、「ＳＡＲＳでの教訓」があるといわれています。

感染症の脅威に対して、一部の専門家だけが感染症に対する正しい知識を有しているのではなく、国民全体が感染症が起こったときに「どのように対処すればよいか」ということを知っていることが、国民全体でコロナを拡大させないアクションにつながったのです。

感染症に対する共通の意識が国民にあったことで、緊急事態においても不安になりすぎることもなく、マスク不足などの混乱も起こらずに対処できたのだと思います。

確かに日本も欧米諸国などと比較すると死者数は低く、一見成功したように見えます。しかし、本当にそうでしょうか？

台湾のように「小さな国の強いリーダーシップ」によって理論に基づいた正しい判断を政府ができていたのか、そして国民全体が正しい行動をできていたのか、それに関しては疑問が残ります。「外に出ないでほしい」というお願いベースのロックダウンのもと、人との接触が減り、封じ込めの一定の効果は出ました。その一方で倒産する会社やリストラをする会社が相次ぎ、失業者も増加しています。さらには、コロナ特例の融資で延命をしているだけの会社もありますので、倒産は今後も増加の一途をたどり、景気の悪化・自殺数の増加・莫大な増税リスクなど甚大な被害を及ぼしたのも事実です。

埼玉県草加保健所所長の長棟美幸医師は、「台湾のように感染症撲滅に向けてのマイルストーンがきちんと引けていて、結果が見通せるしっかりとした指針を国が出すことが重要」と述べています。

今後コロナとの共存をはかっていくためにも、国が、今から未来に向けた医療制度の改革、また感染症専門病院の設立、また国民に基本的な予防策を徹底的に教育して、無用な不安や経済停滞を起こさないことが今後ますます必要になってくるだろうと私は考えています。

日本が医療崩壊しなかった本当の理由

コロナ第1波が襲来した際のイタリアでは、爆発的に感染者が増えたことで医療崩壊が起き、2020年3月当時、70歳以上の患者さんは、集中治療室（ICU）への受け入れがほぼ拒否されるなど深刻なダメージを受けました。テレビで報道されるニュースを見て、不安になった人も多かったのではないでしょうか。

さて日本では、連日医療崩壊が起こると叫ばれながら、イタリアのような深刻なダメージは回避した、と私の中では認識しています。なぜ、リーダーシップを発揮できない国にもかかわらず、また感染症対策の医療体制が十分でなかったにもかかわらず、死者数を抑え込むことができたのでしょうか？

私は、まずもって医療従事者の働きによるところが大きいと見ています。ここでは、医師や看護師、看護助手といった病院の最前線で働く人たちのことだけをいっているのではありません。保健所やコロナ対応に追われる現場職員の方々の努力により命が守られている、といっても良いでしょう。

それに加えて、現在では日本人があまり重症化しない背景も明らかになってきました。

その理由として、

・冠動脈性心疾患の人口比が低い
・肥満の人口比が低い
・コロナにかかりにくいタンパク質の遺伝子タイプを持つ人が東アジアに多い

といったことが考えられますが、それに加えて、私は、

・衛生的で清潔好き
・「マスクをしろ」「外に出るな」という上からの命令に従順
・世界的に見たら栄養バランス抜群の食事を摂っている
・少しでも体調が悪ければ休む思考
・100kgを超える糖尿病患者が少ない
・世界に比べて医療費が安いため、早めに病院にかかることができる

という点も大きいと考えています。

少し話が逸れますが、医療法人社団鉄祐会　祐ホームクリニック理事長の武藤真祐医師は、「日本はいわゆる相互監視や、人々の個人の清潔感であるとか、そういったかなり緩いものに依存している国だと思う」と指摘しつつ、こうも語ります。

「アメリカのようにかなり自由主義で（今は変わってきていますが）、例えばマスクをしないことが自分の勇気の表れだとか、むしろコロナと戦う、といった、〝チャレンジをしていくことが重要である〟という、過度に自由主義の概念がとても強い国は、感染が拡大するとなかなか収束させていくのが難しい。

一方、社会主義の概念が強い中国は、街を封鎖するといった強硬な手段を取り得ることができる。そういった主義の違いが感染対策にもはっきりと表れた。

自由主義と反自由主義のあり方、さらにいえば社会主義のあり方が今回のコロナで顕在化したと思います。その中で日本は比較的、自由主義が尊重される一方で、政府の保障を強く求めるような、ある種社会主義的なところもある。日本はどちらの側面もあると思います」。

これは、とても興味深い視点だと考えます。こういったさまざまな要因や国のあり方、もちろん医療従事者の最大限の頑張りによって、綱渡りの状態でありながらも、医療崩壊が防げたのではないでしょうか。

保健所が疲弊したコロナの現実

感染拡大に伴い、昨年から現在も必死でコロナ対応をしているのが「保健所」です。保健所がカバーする領域が広範囲にわたって職員が疲弊している、というのも見過ごすことのできない問題です。

埼玉県草加保健所所長の長棟医師は、「この1年戦い抜いてきました。職員全員が必死に仕事をするなかで、泣きながら仕事をしている職員もいました。緊急事態といっても、頑張れるのはせいぜい数カ月。それを1年も続けていますので、心身のバランスを崩す人も退職する人も出ている状況です」と話します。

埼玉県草加保健所は、草加市・吉川市・三郷市・八潮市の4つの市を管轄し、4市を合わせた人口は約56万人。その4市のコロナ感染者への対応を約50人の職員でカバーしているのです。具体的には、入院先の振り分けや、それに関する電話応対業務、パルスオキシメーターの発送、さらにはコロナの軽症者と中等症の患者さんの搬送同乗等、広範な業務を行っています。現在は応援職員や外部委託の業者が入り徐々に改善傾向にあるそうですが、それでも過重な業務といわざるを得ないでしょう。

ここに長棟医師は、3つの大きな問題点があるといいます。

1つ目は、「とにかくマンパワーが足りない」ということだそうで、「感染者の方々を全部平等にする、というのは時間的にも人的資源的にも相当厳しい。であれば、軽症・中等症・重症といったように患者さんをある程度振り分けて、対応していくべきだと思います。特に目立つのが高齢者施設のクラスター発生です。重症者の方をまず優先的に、またクラスターを発生させないように、というところに注力したいけれどその余裕が持てない、これが問題です」と語ります。

2つ目は、「PCR検査を増やしたものの、陽性者の対応がすべて保健所に任せられていること」。結局、陽性の場合はすべて保健所に発生届が上がってきて、振り分けであったり、調査であったりというのは保健所がすべて担わなくてはいけません。

「とてもじゃないですが、これを1カ所で行うことは不可能に近いです。せめて一部業務を外部委託という形で行ってもらわないと、救える命も救えないのではないか、とさえ思います」。

3つ目は、「陽性者の行動を追っかけることで、こちらが疲弊してしまうこと」だそうで、「陽性者の方は、サービス業や建築業などありとあらゆる方がいらっしゃいます。自宅療養者ということになれば、保健所が介入します。そこで連絡が取れないと電話だけではなく訪問して安否を確認する場合もある。そういった追っかけ業務も全部保健所が負担しているのです」。

自治体によって差はあるでしょうが、長棟医師が話されていたように、保健所がかなりの負担を強いられているのが現状です。「とにかく感染者数を1桁台まで減らさないことには、現状の改善にはならない」とも語っていました。

24時間365日体制で、電話応対などの業務を行っている職員、また医療従事者の姿を見て、長棟医師は「コロナになってから、医療に関する仕事を人に勧めるのには、まだまだ現状の改善が必要だと感じるようになりました」とまで話されています。

リモートワークが推進され、在宅で仕事ができる人がいる一方で、保健所の職員や医療従事者の方たちのように、ほとんど休みらしい休みを取ることもなく、忙殺される日々が続いたことで、長棟医師もまた限界に来ているのだと感じます。率直な叫びだと私は受け取りました。

本来であれば、人の役に立つ仕事でもあり、人の命を扱うのは資格職にしかできない、誇りある仕事のはず。しかしながらそういったやりがいさえをも上回る疲弊は、やはり大きな問題です。現在では徐々に改善傾向にあるようですが、業務の切り分けが必要ではないでしょうか。

医療従事者にしかできない仕事、保健所職員がやるべき業務、そしてそのサポート業務というように適材適所で人員を配置し、そのうえで業務の効率化をはかるべきなのです。

あなたの寿命はかかりつけ医で9割決まる

コロナ禍によって「受診控え」が起き、必要な疾患に対して適切な治療さえ控えてしまう「医療の偏在」が浮き彫りになりました。その一方で「実は通院しなくても大丈夫だった」という気付きがあった方も一定数いたようです。こちらは「不要不急の診療」が顕在化したといっても良いでしょう。

いずれにしても受診者側に訪れた大きな変化は、「かかりつけ医」の選び方にも大きな影響をもたらしたと私は考えています。自分の寿命はかかりつけ医によって9割決まると言いきっても良いと思います。

前述の武藤医師は、「かかりつけ医のあり方は、今後オンライン診療が進むことで、概念自体が大きく変わるはずです。地理的にアクセス可能な医師がいる場合であっても、何かあったら感染のリスクを減らすためにもオンラインで専門医にも相談できる、という環境は患者さん側には大きなメリットとなりますし、今後医療資源が偏在化していくことを考えても、ITを使ったうえでの医療へのアクセス向上というのは存在感を増すでしょう」と述べられています。

ではかかりつけ医はどうやって探せばいいのでしょうか？

まず、1つ目のポイントとして「徹底的に探す」ことが挙げられます。オンライン診療や口コミなども駆使し、積極的に探していきましょう。「この先生なら安心」「この先生が好き」と思えるくらいの相性の良い先生を、地理上の条件と関係なく探しておくことは、いざ病気になったときの大きな安心材料にもなります。

自分の普段の状態も、調子が悪いときも総合的に診てくれるそんな関係性が結べる先生を根気強く探すことをおすすめします。

2つ目のポイントは、日々の健康データ（ＰＨＲ）や、健康診断データ、お薬手帳に記載される内容などの投薬歴（ＥＨＲ）をできるだけ自身でまとめて、保存しておくことです。例えばイギリスではこれらＰＨＲ、ＥＨＲの導入が進んでおり、主治医と診療所がヘルスケアデータを共有する仕組みが標準化しています。

しかしながら日本では、この個人のヘルスケアデータの共有化が進んでいません。クリニックごとにカルテを作り、クリニックごとに検査をしているからです。さらに、ほとんどの場合健康診断データが病診連携されていません。つまりデータが横断化していないことで余計な医療費がかかるだけでなく、適切な治療に必要なデータが共有できない、という問題点を抱えているのです。そのため、現段階ではひとりひとりが自分の健康データ等を保存しておく必要があるのです。もちろん、データを保存するだけではなく、検診で改善すべき点が見つかれば、生活習慣を改善していくこともとても大切です。

とはいえ、20~30代の若いうちは、深刻な病気にかかる心配もそれほどありません。かかりつけ医は、必要に応じて探す。むしろ、若いうちは健康でいるために健康診断などを受けて自分の状態を知っておくことが必要だと考えます。

そのひとつとして、在宅で手軽に健康診断が受けられる「おうちでドック」なども候補に持っておくといいと思います。「おうちでドック」を手がけるハルメク・ベンチャーズ株式会社のサービス責任者、小越康平氏は「定期的に健康診断を受けていない方や、がん検診を受けていない方にもっと健康診断を普及させ、病気の早期発見につなげたい」という使命のもと、クリニックと同レベルの健康診断ツールを開発。個人・法人ともにサービスを展開しています。

残念ながら現在の法律では健康診断の受診としてカウントできず、あくまで「健康サポート」の位置付けでしかないといいます。しかしながら、コロナによって在宅でもできる健康診断の体制、診療体制を整えていくことは、健康への意識が高まることにもつながるはず。さらにいえば若いうちから健康管理をしておくことが、健康寿命を延ばすカギだともいえます。

コロナショック時に、生命の線引きはどこにあったのか？

コロナで重症化する、あるいは死亡リスクが高まる方は、「肥満」で高齢というデータが出ています。

高齢は防ぎようのないことですが、肥満体質の改善はもとより、生活習慣病にかからないよう日常生活から気を付けていくことが、コロナを重症化させない何よりの薬だと私は考えています。

コロナ禍による今は、直接的な死ばかりがクローズアップされがちですが、私はコロナの影響で入院できずに他の病気で亡くなる、あるいは自殺で亡くなるといった

「コロナ関連死」にも注目しています。誤解を恐れずにいえば、「コロナの直接的な影響」と「コロナの影響で起きてしまった救えたかもしれない命」の比較という問題提起でもあります。

とある医師から聞いた話です。

「60~70歳の白血病だった患者さんが発熱し、急変した状態で自分が勤務する病院（中核病院）に運ばれてきました。コロナではなく、一目見て白血病だとわかりました。しかし、コロナの状況化において、発熱が認められた場合、PCR検査をその場で行い結果が出てからでないと処置ができない、というプロセスが決まり、私もそれに則って対応しました。しかし、この患者さんは残念ながら数時間のロスのために助からなかったのです。白血病は、ほんの数時間処置が遅れると命に関わる重大な病です。そのため、緊急処置がその後の生死を分けるといっても良いでしょう。

もし、コロナの時代じゃなかったら、すぐ入院処置を行い、即座に抗がん剤を投与していたでしょう。そうすれば、助かった可能性は十分にあるわけです。これは、コロナは関係ない死ではありますが、コロナ関連死といって良いと思います」。

なんともやりきれないお話ではありますが、コロナのまん延の末、一律的な対策が引き起こした結果です。その一方で、このまま老衰で亡くなるだろうという高齢者の方が、コロナにかかると延命治療を行う。そのこと自体が無駄だとはまったく思いませんが、しかしながら前述したような「助かったかもしれない命」を思うとき、私はしかるべき患者さんに、しかるべき治療が受けられる体制を築くべきだと強く感じます。

いずれにしても、この大きなコロナショックを機に、生活習慣病に気を付け、自己免疫力を高めておくことは大変重要なことなのです。

コロナを通して見えた「最期を看取るかかりつけ医」の重要性

「コロナに感染したため、祖父の最期に立ち会えませんでした」。

コロナの感染拡大を恐れて、多くの遺族の方々が家族の死に立ち会えない。そういったニュースを昨年、テレビでもネットでも耳にしました。実際、医療の現場では感染予防のため、ご遺体に対しても、いささかやりすぎととらえられるくらいの感染防止策がとられました。

そこで生じた恐怖はやがて、受診控えという行動にもつながりました。医療法人社団悠翔会の理事長で、自身も在宅医療に携わる佐々木淳医師は、「コロナ禍で、これまで無理して病院に通院していた患者さんたちが、在宅医療に次々と切り替えています」と話します。さらに在宅医療に切り替えた人たちには、2タイプあるそうです。

1タイプ目は、通院困難な方が在宅医療に切り替わったそうです。「これまで無理して病院に通院していた人たちや、大病院の先生に診てもらったほうが安心と思っていた患者さんたちは病院に行くまでのプロセスや、病院での感染を警戒するようになりました。ましてご家族の方からも病院に行くのを控えるよう言われると、〝そうね……それなら訪問診療にしようかしら〟と切り替える患者さんが大半だったのです。ケアマネージャー（ケアマネ）さんの勧めも大きかったと思います」。

これは老人ホームに入所されている場合も同様だそうで「〝病院だけは通いたい〟と思っていた人も、病院でコロナにかかるリスクを考え、一時的に在宅医療に移った結果、〝在宅医療の先生で十分だわ〟となったケースも多く発生しました。このように考えてみると、〝本来、在宅医療の適用だった人たちが在宅医療にかかるようになった〟ということなんです」と佐々木医師は述べています。

今までは歩いて病院に通うことを一種のリハビリととらえ、通院される方もいたと思いますが、コロナで病院にかかることのほうがリスクになってしまった。しかし在宅医療に移った結果、こちらで十分対応できることがわかった。家族も先生が訪問してくれるなら安心、というまさに最適化がはかられたということなのです。

２タイプ目は「〝入院したくない人〟が増えた」ことだそうです。「〝病院でしか対応できないことがある〟と考えていた患者さんたちが〝入院したら家族に会えないの？〟〝もし重症化して死ぬかもしれないとき、そのまま病院で１人で死んじゃうの？〟と冷静に考えた結果、在宅医療という選択をしています」。

これは「大きな変化」だとも佐々木医師は語ります。「入院しか方法がないと思っていた患者さんとそのご家族が、〝入院しなきゃできないことって何？　むしろ在宅医療だからできることがある〟という風に考えががらっと変わったんです」。

佐々木医師は、さらに大きなポイントとして以下のように話してくれました。

「逆に、入院でしか対応できないのは急性期の管理です。しかし、それは高齢で要介護5のおばあちゃんに、急性期の管理は必要ですか？　という問いにもつながります。〝おばあちゃんの肺炎治療は、自宅でできますよ。仮に自宅で良くならない肺炎は、病院に入院したって良くならないですよ〟ということがわかれば、家でできる限りのケアをしよう、万一助からないとしても、〝家でここまでケアできれば、最期に納得した形で旅立ってもらえる〟ということに気付く人たちも増えてくると思います」。

このように、在宅医療でも十分ケアできる方の治療を家族のいる家で行うことは、本人だけではなくご家族にとっても「ゆるやかな死」を受け入れることになります。「最期を納得した形で終われることが一番の理想形」と考えれば、コロナをきっかけに「最期を看取るかかりつけ医」の存在は今後ますます必要とされていくはずです。

今後の私たちに必要なのは、「未来への備え」

台湾は、前回のＳＡＲＳがまん延したときの苦い失敗から学び得たことを今回のコロナ対策に活かし、成果を残しました。感染症はいつどこで発生するか、具体的に予期することはできません。しかし、今回得た知識をもとに将来、感染症の脅威から身を守ることはできるはずです。そういった意味でも、未来への備えは大切にしたいものです。と同時に急がなければいけないのは、国民の健康情報をひとつのシステムで集約化し、その情報をクリニックやその他の病院ですべて横断的にチェックできる仕組みづくりです。

イギリスでは個人情報番号とそれぞれの個人健康データが紐付いており、かかりつけ医と診療所によってデータが保管されています。どの医療機関にかかっても自分のデータが共有化されるため、無駄な検査や治療を防ぐことができます。日本はフリーアクセスで基本的にどの医療機関にも自由に受診ができますが、これまで自分がかかった病気や治療、ワクチン接種や投薬情報は「自己申告」で伝える極めて属人性の強い仕組みになっています。これでは、いざ感染症まん延のような事態になった際、スピード感を持って治療することは困難になってしまいます。

感染症において、検査や治療の遅れが致命的なダメージにつながる恐れがあるのは、みなさんもご存じの通りです。やはりコロナをきっかけに、国民の健康データを医療機関が共有化できる仕組みを構築するのが急務ではないでしょうか。ワクチン接種が始まっていますが、この接種履歴をデジタル化し、一元管理することから未来への備えは始まっていくと思います。

繰り返しになりますが、私たち個人ができることはまず生活習慣病に代表される病気にならないこと、適度な運動、そして食事管理を行い、医療費をできる限り使わずに健康でいることこそが、自分にとっても、そして国の財政にとっても、そして未来を担う子供たちに多額の借金を押し付けないためにも必要なことだと強調したいです。

みなが健康でいられる世の中をテクノロジーによって実現していく。健康管理アプリやエクササイズアプリなどもどんどん出てきていますが、そんな企業と医療が手を取り合ってより過ごしやすい社会をつくっていくこともまた、「未来の備え」といえるのではないでしょうか。

第4章

これからは、日本の病院が半減する

Introduction

前章では、コロナによって私たち受診者側の意識も変わっていかざるを得ない、と解説しました。しかし、変化を迫られているのは病院側も同じです。さらに、それだけではありません。リモートワークの普及により、オフィス街で会社員を対象にしていたクリニックは苦境に立たされることでしょう。また、地方の医師偏在はより深刻化を増し、地域によっては医療偏在化がぐっと進むかもしれません。コロナによって、これまで日本が抱えていた医療の課題が噴出し、先送りされていた課題がもう目の前にまで迫ってきているのです。

この章では、病院制度や医療制度がどう変わっていくのか？　に言及したいと思います。

コロナ専用病院が誕生する

今後、コロナ専用病院のような「感染症専門病院」が生まれてくるのはほぼ確実だと思います。そもそも、病院のあり方は「地域医療構想」に基づき、団塊の世代の多くが75歳以上となる2025年に必要になるであろう病床数を推計したうえで、各地域の医療従事者たちで適切な病床数の分配、また機能分化が行われている最中でした。

医療機能は、高度急性期・急性期・回復期・慢性期の4つに分かれており、それぞれ病院ごとに特性を持っています。それに加えて、医療構想では、中核病院の中に「地域包括ケア病棟」を設置。これは簡単にいうと、急性期から治療を受けた患者さんを、在宅医療へとつなぐための一時的な入院を可能にした病棟のことです。

つまり、急性期の病院でありながら、一般病棟としての治療も一定日数受け入れる。機能分化といいつつも、そういった橋渡しをする病棟を併設している病院も多く存在しています。

自由民主党所属の参議院議員・武見敬三氏も「一時、民間病院がコロナの患者さんを21%しか受け入れられてないじゃないかという指摘があった。しかし実は民間病院の60〜70%ぐらいは看護師の数も少なく感染対策も不充分な慢性期の病院。そもそもコロナの患者さんを受け入れたらクラスターを起こしてしまう。ではなぜ慢性期の病院が多いか、といえば地域医療構想は厚労省が中小の民間病院をそのように位置付けしてきたという背景があるからなのです」と述べています。

さらに武見氏は、「今後のためには、危険な感染症が発生したときに、政府がどこの医療機関がどれだけ準備ができているかを、まずは把握することが必要です。そして、その準備をしている医療機関には、改めて診療報酬を点数で加算する政策が考えられます。そのため、いくつかの病院は感染症対応可能にすることで、病院の収入源にしようと考えるでしょう」とも述べています。

仮に緊急性が増した場合には、地域の中でいくつかの病院を感染症対策に切り替えを行い、集中的に診療していく。ＩＣＵを通じて重症化対応までが可能になれば、感染症以外の高度医療の病院、例えば国立がん研究センターや、心臓血管研究所の付属病院は感染症対策を行わずに済み、第3章で取り上げたような、救える命が救えないいわゆる「コロナ関連死」も減少させることができます。これらは首都圏のような中核病院数が多い地域であれば対応できそうですが、武見氏いわく、「地方は難しい」そうです。

その理由は、「地方の場合、救急もできるレベルの高い病院は公的な病院が多い。

しかし公的な病院をコロナ専門病院に変えてしまえば、脳外科や心筋梗塞、がんを診療する中核病院を失ってしまう。これは非常にまずい。そもそも首都圏に比べ、病院の数自体少ないし、2次救急に対応できる民間病院にある程度限りがある」からだそうで、「地方では、労災病院を緊急時に使うことが望ましいのではないか」とも。

さらにいうと、これまで療養型と呼ばれる「社会的入院」は今後、介護施設の範囲になることを考えると、病院の一部が介護施設に機能転化するのではないでしょうか。医療機関と介護施設の垣根は低くなり、双方にとっての最適化がはかられていくと考えられます。

廃業やM&Aで日本の病院は半分になる

ある面白いデータがあります。2016年、OECDによる「病院の数が多い国ランキングTOP10」で日本はなんと世界で第1位。2位のアメリカに大差をつけています。しかしみなさんもご存じのように、日本では医師不足が慢性化しています。一体、これはどういうことなのでしょうか？

ひとつ推測すると、病院が多すぎるがゆえに、医師が分散してしまっている、ということが挙げられます。小さな病院がいくつもあることで、医師だけでなく医療従事者も必要となる。そうすると、病院を維持するためにマンパワーも分散してしまうことになってしまいます。いわば病院のコンビニ化といっても良いでしょう。私は日ごろから、「10人の仕事を9人で回すことは工夫次第でできるけれど、3人の仕事を2人ですることはできない」と考えています。

例えばある病院で、夜勤の仕事を2人の医師で担当する場合、勤務についていないもう1人の医師の気が休まるときはないでしょう。夜勤には最低でも3人の医師が必要なのです。つまり精神的にも肉体的にも適切に業務をこなしていくには、一定以上のマンパワーはどうしても必要ということなのです。

この医師不足が引き起こしたある有名な事件をここでご紹介しておきます。「福島県立大野病院産科医逮捕事件」、通称「大野病院事件」と呼ばれている事件です。

ある妊婦さんの帝王切開時、癒着胎盤に対応できず、結果としてその妊婦さんは亡くなりました。このことで、医師は刑法上の業務上過失致死と医師法違反の容疑で起訴されました。現代日本では、医療の進歩と医療環境の整備により、出産時の死亡は珍しいものになっています。ただ、お産が死亡リスクをはらむという事実は変わらず、世界的に見れば出産時の死亡は珍しくありません。

当時、地域医療のために尽力していた医師が起訴されてしまったことは、医療界に大きな衝撃を与えました。産科業務を離れる医師や、産科業務からの撤退を決めた医療機関も少なくありませんでした。帝王切開時には、産婦人科医が2人で立ち会うのが望ましいとされていますが、この場合、産婦人科医と、助手として立ち会ったのが外科医だったことも世間の批判を浴びた理由のひとつでした。しかし、地域によっては慢性的な産科医不足に陥っており、産婦人科で、帝王切開できる医師を24時間365日、2人置いておくというのは、現実的に考えて大変に厳しいことです。

まして地方であれば、一般的な日常生活を送ることも困難になります。遠くにも行けない、お酒も飲めない。前述のように、医師2人で回そうとなると、当直とオンコールでもはや休むことすら許されない。そういったことが続き「もう分娩を受け入れない」という方針になる。このような状況は地方のあちこちの産婦人科医で起きています。

「小さな病院がいくつも乱立している」今の状態のままでは、遅かれ早かれ他の診療科目でも同じようなことが起こるでしょう。すなわち、少人数で患者さんを診る、治療するというのには限界があるのです。

医師不足が叫ばれ続けたうえで起こったコロナショック。医療従事者が疲弊していくニュースが連日報道され、病院のあり方そのものを問うきっかけになったのではないでしょうか。私は今後、大野病院事件のような悲劇を繰り返さないためにも、廃業やM&Aで病院が半分になることは、誤解を恐れずにいえば正しい流れになっているのではないか、と思っています。また医師の働き方を守るためにも、小さな病院はどんどん集約化・大規模化したほうが全体の利益にもつながるのではないでしょうか。

日本の病院の経常利益は約3%

突然ですがみなさんは、病院の経常利益はどれくらいだと思いますか？
「結構儲かっているのでは……!?」と思われる方もいらっしゃるかもしれません。勤務医の年収は1200万～1500万円。であれば、さぞや病院も儲けているはず！と思うのも無理はありません。

２０１８年度、医療機関の経営状況を調べた医療経済実態調査によると、医療法人が運営する病院の利益率は２・８％だということがわかっています。この数字、みなさんはどう思われますか？「限りなく低い……」と思う方が大半なのではないでしょうか。ちなみに国公立病院は軒並み赤字経営だということもわかっています。

売り上げについては国から保険診療の点数で定められていますので、人材集約型のビジネスモデルで、経常利益が約３％ということで、「病院側の努力で儲けを出せ」といわれても、どう考えても無理な注文だということがわかります。何か不測の事態があっただけで赤字に転落をする可能性もありますので、十分な内部留保や効率化のための投資などをするのも難しいでしょう。

例えば、細かい部分でいえば消費税問題があります。私たちはかかった診療に消費税を取られることはありませんが、病院側が購入する医療機器や医療器具には消費税が課税されます。わかりやすくいうと、ＣＴやＭＲＩの大型医療機器を購入する際には1億円＋消費税がかかりますが、実際にＣＴを撮影する際には消費税がかかりません。小さなことですが、こういった部分からも利益は圧迫されています。

なかなか表には出てきませんが、今でも医師や医療従事者によるサービス残業などの無償の労働力によって病院経営が支えられている部分があります。また、大学病院に勤務をしてはいるけれど、大学院生など研究職扱いの部分はお給料が出ない、といった、およそ無理な働き方をしてもらって、何とか経営が回っているところも多く存在しています。

しかし今後医師の働き方改革によって、支払わずに済んでいた未払い賃金が支払われるようになれば、病院経営は今度こそ持たないでしょう。そしてそういう時期は刻々と迫っています。これはクリニックでも同じようなことがいえます。診療科によっては、保険診療はほとんど利益を生み出しません。そのため、自費診療で利益を取るしかすべがないのです。

私はこのような現状を踏まえて2つの提言をしたいと思います。

1つは、中核病院は機能特化型にしていくことです。これまでのように内科・外科・循環器科・精神科というように範囲を広げると、その分コストばかりがかかり、回収が遅れてしまいます。それよりも、「リハビリに強い」「認知症に強い」といった特徴を打ち出すことで、医療機器を広範囲にそろえるのではなく、集中させることでコストを抑えることができます。

また、例えばリハビリの患者さんをターゲットにするのであれば、リハビリ外来のほか、自費のマッサージサービスや自費の出張リハビリを展開するといった横の広がりを持つことができ、そこでも収益性が担保できることでしょう。

2つ目は、シンプルに医療資源を集約させることです。つまり、「これ以上はできません」という線引きをつくる。そしてそれを患者さんにも理解していただく。例えば、外来診療を取りやめる、外来を毎日から週2回に減らす、科目を絞る、時間外に行える業務内容を絞るなど。受診者側の医療サービスは低下しますが、その分、病院は存続させることが可能になります。

いずれにしても、今までのような「何でも診る」「いつでも診る」といったような手厚いサービスは見直しの時期が来ている、ということなのです。

医療の機能分化で
1000床クラスの専門病院が誕生

今後、病院は機能分化と集約化が進んでいくだろうという話をこれまでにしてきましたが、その結果1000床クラスの専門病院が生まれるだろうと私は予想しています。

ちなみに現在1000床クラスの規模を有しているのは、軒並み大学病院系列の病院です。

前述の武藤真祐医師によると、「日本全体では約8割が民間病院だといわれています。今後はますます、経営が困難になっていく可能性が大きいでしょう。急性期、慢性期の病院に機能が集約され、その他は外来・在宅で対応というように全体がスマートに集約化されていくのは間違いないと思います」と分析します。

ひとつの病院に大勢のスタッフがいれば、マンパワーの力が発揮され業務だけでなく、バラバラになっていたデータ管理など含めすべてが効率化できるようになります。

効率化が、経営改善につながり、患者さんにとっても安定的な医療を受けるための礎になるのです。

仮に、年間で1000件しかないような症例数の少ない手術を、1000人の医師が1例ずつ行うとしましょう。これでは、1000人の時間的コスト、経済的コストを考えると無駄な部分が出てきてしまいます。それよりも、1〜3人の医師によって集中的に回していったほうが効率的です。

集約化は、効率化と紐付くことによって業務スピードの改善にもなります。地方の医療偏在化を救うには、もはやこれしかないとすら私は考えています。

医療には正解がない、評価制度もない

医療関連業界に身を置きながら、いえ医療関連業界に身を置いているからこそ、見えてくる問題点のひとつが前述の「医師に評価制度がないこと」です。

一般企業であれば、当然ながら社員の評価制度は人事部によって定義され、その判断によって給与や役職などにフィードバックされます。評価制度があることで、業務

のモチベーション向上やキャリアパスが描きやすくなるといった副次的な効果もあると思います。しかしながら、医師には客観的指標ともいうべき評価制度がない。これは大きな問題です。

いうなれば、患者さんから評判が悪かったとしても、「それは患者さんがわかっていないだけ」と切り捨ててしまうのは、質の向上にも、また医師を雇う病院全体のレベルアップにもなりません。

つまり、いつまでたっても課題が解決されずに放置されてしまう危険性だってあるのです。もちろん、「医療と一般企業を同等に扱うな」という声も当然あるとは思います。確かに人の命を預かる資格制のお仕事ですから、医師が判断する医療行為は、一定程度守られるべき領域はあるはずです。しかしながら「医療は特別だから」といろいろなことを特別扱いしてしまうのは、医療従事者のスキル向上には結び付かず、結果として患者さん側が不利益を被ることにもつながってしまいます。

では評価基準をどのように設けるべきなのでしょうか？　私は、大きく2つに分けるべきだと考えています。

1つは、患者さんによる満足度調査。もう1つは成果調査です。前者は、簡単にいえば顧客満足度の調査です。患者さんが病院や医師を5段階で評価する、それを医師の評価制度のひとつの基準にする。

関東、東海、関西、九州で時間外救急の総合窓口を展開している「ファストドクター」の代表・菊池亮医師は、この評価制度を独自に取り入れているそうです。「すべての患者さんに対してアンケート調査を行い、その先生のコミュニケーション力や診療態度、その他もろもろの態度がどうだったかというものを点数化してスコアリングし、すべての医師が点数化される仕組みになっています。その結果をふまえて、医師への再教育を行うなど人材支援にも取り組んでいます」と述べます。

後者の「成果評価」。これは、さまざまな指標が考えられると思いますが、その例として以下のような項目が考えられます。

・利益をどれぐらい上げているのか
・手術を何件やって、どれぐらい成功させているのか
・外来患者を何人診療しているのか
・外来のリピート率はどうか

・月の訪問数はどうか
・治療のコストパフォーマンスはどうか

このあたりは各病院によって、また各診療科目によってもさまざまな基準を設けて良いと思います。

次に問題となるのは、「誰がジャッジするか」ということです。シンプルに考えれば、一般企業と同じくやはり上司がジャッジを下すべきでしょう。あるいは、部下も含めての３６０度評価にするという方法もあります。

さらにいえば、国が患者さんに「かかりつけ医に対する満足度アンケート」を実施すると、より公平な答えが期待できるかもしれません。

・かかりつけ医に満足していますか
・接遇・マナーはどうですか
・何か心配なときや本当に体調が悪いときに相談できると思いますか
・あなたの気持ちに寄り添ってくれていますか

といった風にアンケートを実施し、その評価が低い場合には、医師評価の点数が下がる仕組みを取ると、患者さん側からはかかりつけ医を選ぶ指標に、また医師側は自分のスキル等を見直すきっかけになるかもしれません。

医師の方々から反発があるかもしれませんが、私は極めて重要な施策であると考えています。

都心の開業クリニックが激減する理由

「ビジネス街にあるクリニックは、コロナショックによりぐっと来院患者さんが減っていると聞きます。住宅地であれば、近所の方が来院されることもありますが、オフィス街にあるようなクリニックは厳しい。そもそも存在意義がなくなってしまったからです。恐らく都心のクリニックの何割かは閉院に追い込まれるだろうと思います」と話すのは、チームメディカルクリニック理事長の小橋大恵医師です。チームメディカルクリニックでは、ＩＴ・ＩＣＴを活用した診療を進めており、患者さん側は健診結果をいつでも見られる専用アプリ「MySOS」などを利用することができます。

さらに小橋医師は、「特に、何でも診ます、といった全方位型の診療スタイルは厳しくなってくるのではないでしょうか」とも話します。私もこの意見に賛成で、やはり都心の開業クリニックは今後激減すると予想しています。

その理由は2つあります。

1つは小橋医師も指摘されているように、リモートワークが普及しオフィスに通勤する人口が著しく減ったことです。会社員をターゲットにしていた都心のクリニックは厳しさを増すと思います。

もう1つは、家賃の負担が大きいことでしょう。都心における家賃の負担は、安くても坪単価2万円。場所によっては坪単価3～5万円。固定費でもある家賃と来院数を比較したときに、どうしても負担が大きくなってしまうのです。

これは例外ですが、JRの駅前のビルなどは医療関連だけ、特別に安く貸してもらえる場合もあります。駅の近くや駅ナカ、駅ビルに病院を設置するのは、ひとつの社会的な役割であるという概念のもと、安く貸してくれるのです。

しかしながら、それはあくまで例外のケース。家賃を負担してまで都心で開業し続けるメリットは、かなり少なくなってしまいました。その理由は明らかで、一般的なクリニックで保険診療がメインであれば、安い土地で開業したほうが、その分利益は確保できるからです。

開業クリニックが生き残っていくためには、いくつかポイントがあります。

今後開業するのであれば、「ライバルが少ない」郊外の住宅地を選ぶこと。郊外の駅は、都市部ほど乗降者数が多くありません。そのためには、ライバルのより少ない住宅地のほうがいいのです。

もうひとつのポイントは「継承という形でクリニックを引き継ぐ」というパターンです。「都心で開業しているけれど、継承して自分は臨床から離れたい」、そういう医師も一定数いると考えれば、継承によって開業するというのはひとつの大きな選択肢になり得るでしょう。

「最近は再診を〝電話再診〟で済ませる患者さんが増えています。最初は高齢者に顕著だったんですけど、若い人も電話を利用されている印象です。これまでの本当にアナログな医療も大事なんですが、あまりそこに頼って、いつか戻るだろうと思ってるとたぶんつぶれることになると思います」と小橋医師も述べているように、都心で生き残っていくためには、やはり特徴を前面に出した診療内容でないと戦っていけないのです。

1日4時間、ワンルーム開業で稼ぐ方法

病院のあり方として「みなから選ばれるかかりつけ病院を目指す」「医療機能を集約化して、より効率性を高める」といった目標は、ある意味、ひとりでも多くの患者さんを獲得したい場合の施策といえます。しかし、この逆を行くいわば「知る人ぞ知る」病院も今後一定数増えていくのではないか、と予想しています。

例えば、それは以下のような病院です。

- 完全予約制
- ワンルームの一室で診療
- ごく限定的な患者さんしか診ない

つまりこれは、限られた範囲、また医師がやりたい診療のみを行うといったスタイルです。こういった場合、大規模な検査などは行えません。そのため、診療は限定的、形態もクリニックという形になる場合が多いことでしょう。

短時間、数人相手に医療を行う、言い換えれば医師の想いや診療に感銘を受けて治療にやってくる「ファン」ともいうべき患者さんを相手にする。実際、歯科や美容皮膚科領域においては「自分の大切なお客様やお友達だけに自分のスキルを提供したい」という方もいらっしゃいます。大事なのは自分の腕ひとつ。そういったある意味職人気質の方たちです。

ワンルームで1日4時間の診療のみを細く長く行うパターンもあれば、将来的には海外のようにプレハブ小屋やトレーラーハウスみたいなところを診療所にして、短期的に稼ぐという方法もありかもしれません。

先に述べた美容皮膚科・歯科関連に加えてカウンセリングや栄養指導といった、「話をする」ことに重きを置いた場合もあるでしょうから、都会でしかこのスタイルは通用しないとも思う反面、私は多様性という意味でこういったスタイルもありだと思います。

医師がある強い想いを持って、本当に自分のやりたい治療をやる場合、たとえアンチの人が多かったとしてもそれは問題になりません。「私の診療についてきてくれる人だけに来てもらえばいい」、さらに言うと「患者さんがついてきてくれることが、私の評価のすべて」という考え方もまた一方では成立するからです。

こういった方たちは「国や病院からの評価」を気にする必要はありません。自由にやりたい診療をやって、それでお金をいただく、というシンプルな発想です。

今後は、クリニックの大規模化、そして医療機能の集約化という大きな流れにのまれない、こういった「小規模で独自路線を進む医師」たちが増えていくかもしれません。これもまた、ひとつの多様性ではないでしょうか。

病院から追い返される日

患者さんが病院から追い返されるということは、一部の例外を除きほとんど起こり得ません。しかし、今後「コロナ専門病院」のようなものができれば、「コロナの患者さん以外は受け付けません」ということで、病院から追い返される日が来るかもしれません。これは患者さんを守るために、また新たなコロナ感染者を出さないためにも必要な措置であり、ある部分仕方のないところでもあります。病院ごとに役割分担がはっきりする、というイメージです。

現在日本では、病院選びは「フリーアクセス」のため、自分がかかりたい病院に地域や年齢などで区別されることなく自由にかかることができます。しかし、例えばイギリスやイタリアなどの海外では、個人ごとに「かかりつけ医」を登録し、体調が悪くなればかかりつけ医のもとで診察を受けます。日本のように個人で「具合が悪いから、○○クリニックに予約しよう」ということはできないのです。もし個人で予約する場合は保険外、つまり自費診療として費用がかかる、という仕組みになっています。

海外のようにかかりつけ医としての役割を大きくする、というのは今の日本では難しいかもしれませんが、例えば、

・個人で3人までのかかりつけ医を持つことができ、基本はそこで診療する
・年に何回かかかりつけ医の変更はＯＫ

といったような制度にすると、クリニック側はかかりつけ医として多くの登録を目指し、医療の提供や接遇などを改善して集患に力を入れるかもしれません。

当然、私たちも事前にこのクリニックがどんな専門性があるのか、先生はどんな人か、などより自分にマッチした医師を探そうとするでしょう。

機能分化が大きな病院では進む、とお話ししましたが、この機能分化はクリニックでも進むはずです。すなわち、「風邪や腹痛など軽症を診るクリニック」「呼吸器に特化したクリニック」「糖尿病内科を専門に扱うクリニック」というように、総合内科医的な役割と、外来で専門治療を行うという2つの流れが生まれてくると思います。

この分化は一見不便に見えますが、ウィズコロナ時代において感染拡大を予防するというメリットも持ち合わせています。

例えば糖尿病のような基礎疾患を持っている患者さんのところに、感染症を持ち込んでしまうと糖尿病患者さんにとってはリスクとなってしまいます。コロナウイルスを持ち込ませないように事前に対策が打てるという点では、このクリニックの機能分化もまた推奨されるべきです。もちろん現在も、一般診療とそれ以外の疾患とで待合室を分けるといった工夫をされているクリニックはたくさんありますが、その対策を今こそより推し進めるべきだと私は思います。

病院から追い返される、ということを決してマイナスイメージではなく、病院やクリニックの「進化」としてとらえたいものです。

病院に行くか、病院が来るか

日本では救急車を呼ぶのも、そして病院へ運ぶのも、一切受診者側の費用負担はありません。では、1回あたりいくらかかっているか知っていますか？　総費用÷出動回数で計算すると、1回あたり約5万円の費用がかかるといわれています。

当然この費用は税金で賄われています。当然、緊急の場合には救急車を呼んでしかるべき処置をしていただくのが最善です。しかしながら「呼ばれれば必ず行く」システムの救急車には不適切使用など、問題も多くあります。

そこで今後ますますクローズアップされるであろう領域が「訪問診療」です。中でも、現在民間の株式会社が夜間・休日などの救急医療を担う「訪問診療」の取り組みが広がっています。不要不急でなければ、訪問診療で先生に来てもらったほうが、結果的に患者さんも具合が悪い中移動せずに済むこと、また救急車にかかる費用を抑えられることなどが期待できます（当然、訪問するという医師のマンパワーはかかってしまいますが）。それを可能にしているのが、名古屋市で訪問診療を行っている「家来るドクター」です。

犬飼遼医師が発起人を務めるこの「家来るドクター」は、夜間・休日の往診を軸に訪問診療をしています。地域に根差した手厚い診療は各方面のメディアでも取り上げられています。

日中のかかりつけ医がいるとしたら、彼らは「夜間・日中のかかりつけ医」と呼んでも良いと思います。医療のニーズにこたえた素晴らしい取り組みだと思います。開業医の先生がこれだけいる、ということはこういった民間の企業が夜間休日診療をやれるだけのマンパワーを潜在的に秘めている、ということにもなります。こういった企業が、将来的に在宅医療を提供する訪問診療も視野に入れれば、現在の救急医療の負担や救急医療の医師不足の解消にもつながるはずです。

今後、大規模化していくことでエリアや患者さんの数も自ずと拡大していくことでしょう。

常勤ドクターが1人いると、100人の訪問診療の患者さんを診られるといわれています。このドクターが50人、100人といればさらに効率化がはかられることは間違いありません。そうなると、今まで療養型で入院していた患者さんは自宅や老人ホームで看取りまでできる、そんな世の中に変わっていくはずです。

「病院から地域へ」を合言葉に、在宅医療の推進がはかられてきました。大病院の外来で訪問診療が併設されるといった取り組みがある一方、夜間、休日の診療はいまだ手が足りていないのが現状です。今後は、民間の訪問診療が台頭してくることによって、このあたりの諸問題は改善に向かうと私は予想しています。

医科×歯科のコラボクリニックが増加

昨今の調査から、コロナに感染して重症になる人は「口の中にばい菌が多い人」だということがわかってきました。口腔内に存在している歯周病菌が悪さをして、「コロナウイルスを侵入させやすい状態をつくってしまう」のだそうです。このことがわかれば、口腔内のケアはもはや必須でしょう。

医療法人参方善さくら会グループ理事長の黒瀬基尋医師も「口腔ケアは身体を病気から守る一番の予防法です。例えば歯の患部に炎症があると、脳梗塞の割合が2・8倍になるというデータも出ています。予防が最も大切と患者さんにも繰り返し伝えており、実際当院の患者さんの半数以上は定期健診で通ってくる方々ばかりです」と述べています。

つまり、歯の健康と身体の健康は密接に関わっており、逆にいうと歯の健康を保つことが健康にもつながるということです。今後、私は医科と歯科が併設されたコラボクリニックのような形態が増えていくと考えています。「かかりつけ医の医師に診てもらう」というよりも「医療法人が個人を診ていく」という風に変わっていくことでしょう。

医科は複数診療のクリニック、歯科は複数医師のクリニックに、いわば医療法人化することで、何世代にもわたって、安定した治療を受けられることにもつながります。

法人化するメリットは他にもあります。長期にわたって通院をしていたものの、高齢などで通院困難となった場合、医療法人側としても長年診てきていれば「ああ確かにもう通院してくるのは難しいから、訪問診療だよね」といった切り替えもスムーズに行えます。

病気はもちろん、価値観や生き様、家族観とかも含めた価値観を把握したうえで適切な医療を提供できる。いわば「人生を貫くようなかかりつけ医制度」が、法人なら可能になるのです。

「歯科業界も大規模化しているクリニックに、より有利な状況に流れてきている感覚はありますね。結局のところ、訪問診療もできないと今後は厳しいと思いますね。経営を効率化させることはもはや国からの要請でもあると感じます。経営効率化させるのは、大規模化も必要ですが、やはりもっとDX化を推進する必要があると感じています。当院でも自動精算機を導入して受付スタッフを減らすなどの対応をしています。また矯正指導もオンラインとオフラインのハイブリッド型にするといったことも増えているようです。患者さんの負担も少し軽減されるのかなと思いますね」と黒瀬医師は述べています。

特にマウスピース矯正は近年精度がぐっと上がり、ワイヤー矯正が不要なケースも増えているといいます。技術の進歩とDXでうまく効率化をはかりながら、より長く安定的に患者さんを受け入れる体制は整いつつあるように思います。

第5章

コロナ禍のビフォー・アフターで医療はどう変わるか？

日本の医療が抱えていた諸問題、例えば慢性的な医師不足、医師の過重労働、増え続ける医療費の割合……。これらがコロナショックによって一気に問題が深刻化すると医療業界では危惧されています。抜本的な改革なしには、少子・超高齢社会を乗り越えることができないかもしれません。今回のコロナショックは医療の未来を考えるひとつの大きなきっかけになりました。

医療法人社団悠翔会の理事長・診療部長の佐々木淳医師は、「日本の医療の大きなメリットは、いつでも安く受診することができる点です。だからこそ日本人は健康で長生きできている。さらには、どんなにお金のない人でも、きちんとした医療が受けられる権利が守られています。保険に未加入であっても、入院することができる。いわばセーフティーネットが非常に発達しており、世界で最も医療へのアクセシビリティーは高いといえるでしょう。その一方で、健康保険料と税金だけではこういった医療サービスを賄えなくなっています。たくさんの国債を発行しながら、医療費を捻出している状態です。つまり、私たちの子供や孫の世代がこのお金を払っていくという事実もあります。どうやってここを最適化していくか、今後議論を尽くさなければなりません」と語ります。

私もまったく佐々木医師と同意見です。私たちの子供・孫世代にこの多額のツケを払わせる、それでは問題の解決にはなりません。この章では、コロナショックによって医療制度がどう変わるか？　また、どう変わるべきなのかをお伝えしていきたいと思います。

海外では命の線引きが文化的に根付いている

第1波のコロナが猛威を振るい、医療崩壊が起きつつあったヨーロッパではトリアージが行われていたようです。その様子をニュースでご覧になった方も多いのではないでしょうか。海外の医療事情に詳しい、株式会社AMI&I代表取締役の溝口博重氏は「コロナ禍において、トリアージ、中でも人工呼吸器をつけるかどうかの判断が日本とは異なっていた」と言います。

日本では災害時や救急受診が複数重なる場合などの特別な場合を除き、基本的にトリアージは行われません。医療がひっ迫しているといわれる現段階においても、日本医師会がコロナ禍でのトリアージを強く拒否しています。では、ヨーロッパはどうでしょうか。

そのお話の前に、日本とヨーロッパで異なる死生観について語らなくてはなりません。

ヨーロッパはほとんどキリスト教圏の国々で構成されています。キリスト教の考えでは、〝死は神のもとへ帰ること〟であり、そういった考えが日本より自然に受け入れられているのかもしれません。そのため無理な延命治療を行わないケースが多くなります。さらに、〝延命治療〟の指す範囲が広いのです。例えば、ヨーロッパでは胃ろうは積極的な選択肢ではありませんし、自発的に呼吸や拍動ができなくなったら、それが個人の寿命という考え方です。

これは、日本の理想とは異なるかもしれません。海外と日本の死生観、その背景にある宗教観は異なります。しかしながらこのようなヨーロッパの考え方は、コロナのような感染症が起こったとき〝助かる命を優先的に救う〟というメリットも生み出しています。

コロナによって日本の医療費は「危機」になる

新型コロナウイルスがまん延した2020年、受診控えなどから日本の医療費は下がる見込みだ、とは先にお話ししました。しかしこれは一過性のものに過ぎません。

今後、コロナの治療に必要な薬品・物品、さらに感染症対策費用（アルコールや医療用手袋・防護服・マスクといった消耗品）が病院側の負担としてのしかかってきます。また、コロナ患者を受け入れるための病棟の一部改装、スタッフの在宅待機時の給与など、人件費に及ぶとかなりの医療費がかかる計算になります。もちろんこれだけのことを病院だけで賄うのは不可能、ということになれば当然国の負担は増大するでしょう。

さらに、コロナ専門病院ができたとしても、常にクラスター発生の危険性を加味しなければなりません。

この問題について新宿駅前クリニック院長の蓮池林太郎医師は「もし、クリニックでクラスターが発生してしまったら、一定機関クリニックを休診にしなければならない、ということを考えると二の足を踏んでしまいますよね。特に個人経営のクリニックであればなおさらです。中小病院で、コロナ専門病院を開設する場合、手厚い補償がなければ実際のところ厳しいと思いますね。現実問題として中小病院にも従業員がいて、生活があり、家族がありますし」と述べています。

つまり、コロナに関連する病院のあり方を考えただけでも、相当な医療費がかかるということです。そしてその費用を捻出するのにも限界があります。そうなってくると、やはり現在3割負担で診療できる国民負担を4割、5割に引き上げる、あるいは慢性疾患などは治療期間が区切られるなど、ある程度の制約や制限がかかるのは致し方ないのではないでしょうか。

もちろん反発は来るでしょうが、そういう世の中だと割りきれば「もっと健康に気を使ったほうがいいな」「年に1度は健康診断をやって自分の健康管理をしておこう」といったムーブメントにつながると思います。

医療の高度化によっても、医療費は増大しているという現実があります。がんなどの最先端治療、あるいは再生医療においても効果が期待できつつも、多くの治療が自費扱いとなっています。

今後は病気の治療において、

・自由度を求め自費で行うか（医師の指名ができるなど）
・保険診療を行うか

ということを患者さん自身が選択できる体制に移行していくべきではないでしょうか。民間レベルでは、「完全自費の病院」ができるなど、医療体制そのものも先行していく一方、国の医療体制や医療制度そのものは急には変わらないという現実もあります。

「コロナの影響により財政が悪化し、日本国内で経済危機が起こる可能性もゼロではないでしょう。その際に医療費の削減をせざるを得なくなり、クリニックを取り巻く環境もより厳しくなることでしょう」と蓮池医師も話されているように、医療費による財政圧迫は、決して見逃すことのできない、「危機」なのです。

医師もリモートワークの時代になる

2020年、新型コロナウイルスの感染症拡大に伴い、厚生労働省は電話・オンライン診療を時限的かつ特例的措置として認めました。初診であっても電話・オンライン診療を可能とするこの措置は、オンライン診療の拡大化に拍車をかけました。

MMD研究所の調査によると、オンライン診療認知度は84・1%、うちオンライン診療利用経験は18・0%という結果が出ています。

さらに、オンライン診療を利用した経験者のうち、実に66・7%が「オンライン診療をもっと増やしてほしい」と答えています。つまり診療を受ける側にもオンライン診療を期待する声が高まっているといえそうです。

その一方、日本医師会はオンライン診療解禁に慎重な立場を取っています。日本医師会の中川俊男会長は「あくまでかかりつけ医と、地域医師会によるかかりつけ医機能がベースにある」とし、その中で補足的にオンライン診療を使用していくべき、という姿勢を崩していません。

しかし将来的には、オンライン診療は急速に進んでいくことでしょう。例えば、大規模な医療法人の中に、複数の医科科目と歯科、訪問診療が併設されており、さらにそれをオンライン診療にするか一般的な診療にするかを選べるような形になっていくのではないでしょうか。

本当に医療が必要となってくる年代は40代以降。すなわち30代までは、オンライン診療をメインに利用し、その後対面診療が必要となった場合に段階的に切り替えていく。そのほうが効率的だと考えます。

ちなみに、もっと進んだ考え方をしていらっしゃるのがドクターズ株式会社の代表取締役社長兼CEOの柳川貴雄医師です。

ドクターズ株式会社は、①Doctors Cloud（デジタルヘルスの開発）②Doctors Next（デジタルヘルスの流通・販売）③Doctors Station（患者さんや医療機関によるデジタルヘルスの利用とデータ活用）という3つの工程を一気通貫で提供する会社です。①、②がB to B向けの展開であるのに対し、③のDoctors Stationは、B to C、つまり患者さんを含めた国民のみなさまに向けたサービスを展開しています。

柳川医師はこう語ります。

「Doctors Station 領域では、いわゆるバーチャルホスピタル構想としまして、医療の仮想化を目指しております。ここで表現する〝バーチャルホスピタル〟とは、オンライン健康相談やオンライン診療を単一で断片的なサービスとして提供するものではありません。これは、病院機能を可能な限りオンライン上で再現できる世界を目指す大規模なものです。さらに同時に、地域医療やかかりつけ医の仕組みを守る構想となっているのが特長です。患者さんが異変を認知してから医療機関を選定し、診療を受けるというペイシェント・ジャーニーの流れをシームレスに、かつこれまでの医療を守りながらオンライン化すべくすでに構築を進めています」。

今、日本で医師にかかろうとすると、体調の異変を認知→近くの病院を Google 検索して探す→医療機関を発見→病院に電話で問い合わせ・受付→紙面による問診→現地で診察という長い工程を通らなくてはなりません。つまり一気通貫で対応できるシステムがない、ということです。

これがバーチャルホスピタルだったらどうでしょうか？

異変を認知→アプリなどのオンライン上で、バーチャルホスピタルの窓口に行く→オンライン上で受付~問診、さらには簡単に事情をヒアリング→医師に問診情報を伝える→受診→アフターフォローという風に、オンライン上で診療が完了するまでワンストップの医療が実現できるのです。

「新型コロナウイルス感染症のような感染症への大きな不安がある場合にも、私たちが目指す医療の仮想化が進むことで、自宅にいながらも、スピーディーかつ、より精度を上げた医療を受けることが可能になる。これは患者さんにとっても、医師側にとっても大きなメリットが生まれるといっていいでしょう」と柳川医師は述べています。

柳川医師が目指すバーチャルホスピタル構想は、今後ＤＸ化や回線速度の高速化等が進むことで、より飛躍的に成長していくと考えられます。

注射や点滴、外科的な処置が必要な場合には対面診療、それ以外は投薬で済むような症状の場合にはオンライン診療で事足りるケースも増えてきます。このような医療サービスのすみわけが加速するのは間違いないと私は感じています。

２０２０年11月、「医師のとも」では20代〜80代の医師会員１１５５名を対象に、「花粉症をオンラインで診療することについて」アンケートを実施しました。その結果、「オンライン診療に対して賛成」の医師が全体の46％、「どちらともいえない」と回答した医師が全体の45％、「反対」はわずか９％という結果になりました。

さらに、実際に花粉症の診療をしている６８３名の医師に調査をしたところ、オンライン診療に賛成という意見は42％となり、それほど大きな差異はないとみることができます。

「どちらともいえない」という回答も多いですが、これは重症なケースや、粘膜の状態の確認が必要なケースといった、特定の場合は対面診療が良いと考えているためのようです。つまり「軽症であれば、オンライン診療は不可能ではない」ととらえることもできます。

これはあくまで一例ですが、疾患によっては、オンラインが主流になると私は考えています。例えば糖尿病の定期的な受診は、血糖値測定にウェアラブル・デバイスを利用すれば、オンライン診療でも状況把握することは十分可能です。あるいは、処置が不要な検査結果を聞きに行くだけの診療はオンラインで問題ありません。

「やろうと思えば、意外とオンライン診療で事が足りた」ということに気付けば、対面での処置が本当に必要な患者さんにパワーをかけることができます。今後、オンライン診療はさまざまな診療科において活用されていくのではないでしょうか。

慢性疾患には保険が適用されない時代の到来

「20××年。今後、慢性疾患の治療は基本的に自費治療に。国内にいる推定400万人以上の糖尿病患者からは驚きと戸惑いの声が上がっています……」

こんなニュースがもし流れるとしたら、みなさんはどう感じますか？　ここでいう慢性疾患とは、糖尿病や高血圧といったいわゆる「日常の不摂生」から引き起こされた病を指します。厳しいことをいえば、自己管理ができずに陥った結果ともいえるかもしれません。もちろん、先天性のケースや年齢、病名などによって、特例は設けられるべきです。

「保険が適用されないなんて困る！」。患者さんの多くは、このような感想を抱くことでしょう。しかし、このままいけば近い将来、やむを得ず医療費の自費負担が始まるかもしれません。

日本と同程度の高い医療水準を持つシンガポール。しかし、国が負担する医療費は日本よりも著しく低く、財政的に厳しいということもありません。アメリカのブルームバーグが調査した２０１６年世界の医療制度効率度ランキングによると、シンガポールは世界第2位（ちなみに日本は5位）、非常に高い効率性がうかがえます。

なぜシンガポールの医療制度が充実しているか、という大きな理由は医療制度の成り立ちにあります。そもそもシンガポールでは日本の「国民皆保険」のような制度はありません。その代わり、国による積立貯蓄管理があり、「医療費が必要な場合は積立した中から支出してね」という制度の仕組みになっています。

両者の大きな違いは、日本の健康保険は、社会主義をベースにしたものであるのに対し、シンガポールは個人主義をベースにした制度設計がなされている点です。

シンガポールでは、ＣＰＦ（Central Provident Fund）と呼ばれる「中央積立基金」があり、そこに国民は自動的に一定の費用を納めていきます。この額は所得によって決まるため、ひとりひとり積立金は変わってくる、というイメージです。

積立金はその用途によって普通口座・特別口座・保険口座にそれぞれ振り分けられます。普通口座の積立金は、住宅の購入や投資などに、特別口座は老後の年金として使われます。保険口座が、いわゆる医療費に充てられます。これをシンガポールでは「MediSave」と呼んでいます。

「MediSave があるから、何でも診てもらえるのか？」といえばそうではありません。基本的に風邪などの軽微な病気でかかる外来診療は自費支払いです。

MediSave の積立金で賄えるのは、入院や日帰り手術などの治療においてです。ちなみに、MediSave で賄いきれない重病や難病にかかり高額の医療費がかかる場合は、MediShield という制度（こちらも強制加入の制度）があります。

補足ですが、いわゆる MediSave や MediShield をもってしても、医療費が足りない、いわゆる低所得者層のために国は MediFund を用意しています。この MediFund は、日本でいうところの生活保護にあたり、受給資格が得られれば、無償で医療を受けることができます。

なおこの積立金には、年利何％かの利子収入があるため、支出を抑えることができれば、その分多くのお金を貯蓄できる投資的な要素も備わっています。つまり、このことが「なるべく健康でいよう」という予防行動につながるともいわれています。

日本の医療制度は、フリーアクセスかつ国民皆保険と、一見すると国民にとっては非常に便利のように感じますが、その一方、病院の不適切利用や健康への意識がやや薄れてしまうというデメリットもあります。

この項の冒頭で述べた「慢性疾患は自費診療」とまではいかなくてもせめて、風邪や腹痛といった軽い症状であれば、クリニックを受診せずにまずは安静にして様子を見て、その後市販薬などで対応することも、医療費問題を考えるうえでは必要な措置なのではないでしょうか。

コロナショックは適正医療に変わるきっかけ

医療崩壊、と聞いてもどこか遠い国の話、くらいに思っている方がほとんどなのではないでしょうか。

その感覚は仕方のないことでもあるでしょう。毎日病院にかかることはなく、必要に応じて病院のお世話になる。そのときに受ける医療サービスが低下していなければ、「日本の医療ってヤバいのでは？」という思いにも至らないからです。

実際に日本の医療費は２０１９年まで年々膨らみ続けていました。２０１５年度には約42兆円、２０１９年度に約43兆円。政府のある推計によると、２０４０年度には約68兆円となる見通しが出ています。しかしながら２０２０年は、増大し続けてきた医療費が一転、減少に転じました。これははっきりしたデータが出ています。

コロナによる受診控えや、不要不急の受診が減ったことがひとつの要因ではあるのでしょう。

実際、有明みんなクリニック有明ガーデン院・院長の小暮裕之医師は「２０２０年の3月、政府が全国的に学校への出席停止を決めたことから、小児科医の仕事は激減しました。ちょうどリモートワークが進んできた頃です。子供たちに集団生活をさせないことで、感染症などの病気の流行は減りましたし、定期で受けるような予防注射や健康診断も後回しという形になったからです」と当時を振り返っています。

事実、小児科だけではなく、耳鼻咽喉科・外科といったクリニックは患者さん数が激減したことがわかっています。


「これまでの医療が受けられなくなった」ことで、健康悪化につながったのだとすれば、それは大きな問題でしょう。しかし、ここに興味深いデータがひとつあります。

2020年の国内の総死亡者数は前年比9373人（0・7％）減で138万4544人。これは11年ぶりに低い水準でもあります。国民に手洗い・うがいの習慣が根付いたこと、またマスク着用や人込みへの外出機会が著しく減ったことなどが理由として挙げられるでしょう。

つまり、受診控えをしていたとしても、「直ちに健康悪化につながるとは考えにくい」と考えることもできるのです。


もちろん、コロナ関連死による死亡など、適切な医療が受けられないばかりに命を落としてしまうケースがあることは見逃せません。しかしながら、「必要ではないけど、診療を受けていた」というケースがあることもまた、浮き彫りになったのではないでしょうか。

「医療費の増大を防ぐ」というのは将来の子供たちに借金返済をさせることがあってはならない、ということでもありますが、そもそも「病院にかからず健康を維持する」ことは、健康上、また家計にかかる医療費負担を考えてもメリットがあることなのではないでしょうか。

しかし日ごろから健康管理に気を付けていても、具合が悪くなってしまうのが人間です。必要なときに、適切な診療を受ける。そういった意識を持つことが、適正医療実現の第一歩であると私は考えています。

不要不急な医療・最適な医療を自分で判断する時代へ

前項でもお話ししたように、今後はより「不要不急な医療・最適な医療」を自分自身で判断することが求められると思います。

例えば、風邪や腹痛といった初期・軽度の症状では市販薬を飲んで様子を見る。そこで本格的な症状や長引く症状が出てきた場合、受診するという二段階の仕組みを取っても良いと思います。

では、「不要不急」という判断はどこですれば良いのでしょうか。例えば「不妊治療」を例に挙げてみます。

浅田レディースクリニック院長である浅田義正医師は、「不妊治療は不要不急ではなく、むしろ緊急でやるべき治療だと思っています。今後コロナのような感染症がいつ来るのかはわかりません。つまり、いつまでたっても〝感染症の脅威〟というのがゼロになるわけではないのです。であるならば、不妊治療において一番気にしなくてはいけないのは、〝年齢〟なのです。年齢が上がるにつれて妊娠できる確率はどんどん下がっていきます。これは特に女性において重要です。自分にとって本当に必要な治療は何かを見極めて、人生設計することが重要なのではないでしょうか」と述べています。

私も同意見です。不妊治療に限らず、例えば持病を持っている方や日常的に治療を受けなければならない方が適切な治療を受けるのは、不要不急ではなく、「緊急」または「常に必要」な治療なのです。

クリニックでもコロナウイルスに気を付けつつも、患者さんに適切な治療が必要ですよ、というアドバイスは今後必要となるでしょう。

こういった「最適な医療」という観点で考えたとき、規制緩和されるべきだと思うのが「混合診療」の解禁です。混合診療とは、簡単にいうと保険診療と自費診療を組み合わせた診療形態のことをいいます。つまり保険適用の範囲の部分は保険で対応し、適用外の部分で自費支払いをする、という診療体系です。

しかし、医療保険制度では現在混合診療は原則禁止であり、一部高額医療に関わる部分のみ、混合診療を認めています。

その大きな理由は、2つあります。1つは所得によって医療格差が生まれる可能性があること。もう1つは、日本の「国民皆保険制度」の制度趣旨そのものが「平等な医療を保証したもの」に基づいているからです。

この点に関して、家来るドクターJAPAN株式会社発起人である犬飼遼医師は「日本の医療における最大の問題点は、混合診療ができない点」と述べています。

「混合診療ができない理由のひとつに、医療制度の仕組みが複雑な取り決めで成り立っている、というのが挙げられるでしょう。具体的にいうと〝保険診療を使用中に、1回でも自費診療を入れると、それ以降は一切保険を認めない〟という特殊な設計になっているのです。例えばがんにかかってしまったとしましょう。そこでがん治療のためにある自費診療の治療をしたとします。すると、それ以降は、がん治療における保険診療は一切認められない」。

これは患者さんにとって不利益といえるでしょう。

自費診療には限りない種類があるわけですが、エビデンスがないものも多いです。

「しかしですね、すべての保険診療も最初からエビデンスはなかったのです。エビデンスの積み上げによってデータが蓄積され、〝これは7〜8割の人に効くだろう、だから税金を使っても構わないだろう〟ということで、保険診療として認められた。そういう経緯があるわけです。

つまり、保険診療と自費診療というのはまったく別の概念ではなくて、進化の過程だと思っています。その進化過程の未熟な状態のものを全部バサッと切ってしまうやり方はやはり、疑問が残ります」とも犬飼医師は語ります。

もちろん、混合診療を規制することによって、詐欺に近いような自費診療の抑制につながるというメリットもあります。しかしながら、患者さんの選択肢を明らかに減らしていっていることは間違いありません。〝保険診療こそが正義で、自費診療は危ない、怪しい金儲けの手段だ〟と決め付けてとらえるほうが危険だと思います。

今後は同一治療においても保険が適用できる範囲は保険適用に、プラスアルファで治療を受けたい場合には自費診療を認める、というように「最適な治療が受けられる」体制強化が求められていくべきと思います。

産業医もこう変わる

コロナショックが起こったことで、産業医のあり方にも変化があったようです。株式会社メンタルヘルステクノロジーズ代表取締役社長及び株式会社 Avenir で産業医紹介サービスを展開している刀禰真之介氏は、「コロナ禍によって、企業における産業医としての役割が増しています」と話します。

これまで産業医、というと労働者が健康で快適な業務を送れるよう、ストレスチェックやメンタルケアの対応に重きを置いていました。しかし産業医の役割はそれだけではありません。健康経営を目指すため、働き方改革や休職、復職した社員へのケアなど幅広い業務があります。それに加えて、昨年からの新型コロナ対策で、産業医に求められるレベルが著しく上昇している、というのが正直なところです。

「実際我々への問い合わせの約95％が産業医の変更に関してのご相談です。この数字から推測されるのは、〝企業が今まで何となく産業医を選んでいた〟という事実です。コロナ禍によって、メンタル面のサポートも、感染症対策も、基礎疾患対策も、大手であれば健康経営をしていくためにコンサルティングスキルも欲しい。つまり、企業が発展していくために正しい道筋を示してくれるそんな産業医が求められているのです」と刀禰氏は述べています。

産業医の先生方は、クリニックや勤務医と掛け持ちしながら担当される先生がほとんどです。しかし、今後の産業医は、「企業を成長させていくために何が必要か」という課題意識を持ってそれを改善できる人材がより求められていくのではないでしょうか。

刀禰氏はこうも続けます。

「例えば濃厚接触者の定義を定期的に追って、常に正しい情報をキャッチするとか、職場巡視の際に濃厚接触者を出さないようなオフィス配列に変更するといった細かな部分を徹底するのも産業医の先生の役割です。ちなみに巡視に関しては、オンライン対応は法律的に認められていません。企業側もコロナに敏感になっているので、センシティブな話をすることが多い。そのため、オンラインよりも来てほしいというニーズのほうが現実的には強いのも特徴です」。

専門家の意見を聞いたうえで正しく業務を行っている、ということが企業側の精神衛生上有効なのは間違いありません。さらに産業保健の専門化がより進んでいることで、産業医の業務自体も企業ごとにカスタマイズすることは必須です。

「現在、確固たるエビデンスがない中で、いかに合理的な配慮をするか、ということが産業医にも求められています。いってみれば教科書に書かれていないことに対して〝判断する力〟が必要なのです。ただ、誤解を恐れずにいえば、エビデンスがない中での判断に慣れていないドクターのほうが多い。今後は、エビデンスやガイドラインがない中で、企業ごとのベストを探る、また企業の担当者と一緒に考えられるドクターがますます必要になってくると予想しています」と刀禰氏は指摘します。

産業医にとってもコロナショックは大きな転換点であるのです。

死に方を考えることが医療を変えるカギになる

在宅医療を提供している、医療法人社団悠翔会理事長・診療部長の佐々木淳医師がコロナ禍においてこんなことをお話ししてくださいました。

「2020年の4月から10月の間で、紹介患者さん数が月あたり1・5倍になりました。ご紹介いただいたみなさんは、病院で治療を受けていた余命わずかな人たちです。〝病院で死なせたくない〟とご家族が考えた方や、がんの末期で緩和ケア病棟にいた方などで〝家族が毎日面会に来ていたのに、面会禁止になるなんて、こんなの、俺は嫌だ〟と言う方が、在宅医療に移られたんです。

家で治療を継続しながら回復する人も、亡くなる人もいました。がんの末期の患者さんも家に帰ってきて、家族と一緒にご飯を食べながら、亡くなる前日まで普通に生活をします。そこで気付くんですね。〝あ、こういうことができるんだ〟と。逆にいえば〝これは在宅じゃなきゃできないことなんだ〟と気付く方がたくさんいらっしゃいました。

ここから先はわれわれがきちんと責任をもち、〝ほら、在宅でも最期まで治療できたでしょう？〟という成功体験を増やしていくことができれば、在宅医療への流れは定着すると思います」。

これまで、「病院でしか治療はできない」と思われていた患者さんやそのご家族にとって、コロナショックはいわば死に方を考えるきっかけになったのではないでしょうか。普段、私たちは死に関すること、ましてや家族や自分の死について考えることはほとんどありません。しかし、コロナによって多くの命が奪われたこと、いつ自分も感染するかわからない状況にあるということによって、「死」について考える機会が多くなったのもまた事実です。私はこの佐々木医師の話を聞いて、「在宅で死を迎えることができる」という選択がより広がればいいなと思っています。

佐々木医師はこうも話します。

「在宅で看取りまでできるとはいっても、世の中のマインドが急に変わる可能性はないと思います。それは仕方のないことで、多くの人にとって在宅医療は他人事でしかありません。しかし、こういうムーブメントを経て、〝死ぬという運命は変えられなかったけど、残りの時間を自宅で過ごせて、いい形にできたね〟といういわば〝成功体験〟をもったご遺族が増えていくということは、僕は社会にとってはいいことだと思っています」。

確かに〝人生の最期は家で過ごしたほうが豊かかもしれない〟という価値観を持った人が地域に増えていけば、その人の家族や友人が困ったことになったとき、〝家で過ごそう〟という選択を、積極的に考える人が増えていきます。さらにその経験を通じて、またいい体験者が増えていく。こういった体験を5年、10年と積み重ねていくことで、最期を家で過ごすという選択が多くの人たちにとって一般的になっていくのではないでしょうか。

在宅医療が定着していけば、かかる医療費も最小限にすることも可能ですし、それは病院にとって負担が減ることにもつながります。今後ますます超高齢化に向かっていく中で、高齢者の死はさらに増えていくことでしょう。病院の負担を減らすためだけではなく、「病院で死ぬことが本当にその人と家族にとって幸せかどうか？」、それを考えることは今後の医療において必ずプラスに作用していくはずです。

第6章

治療より予防の時代

世界最長寿国である日本。その要因には、高い水準の医療技術や医療制度、また公衆衛生が発達していることが挙げられます。しかしその一方で「超高齢社会」という言葉からはマイナスイメージを持つ方も多いのではないでしょうか。

2018年度にかかった国民医療費約43兆円のうち、男女を合わせた人口の3分の1程度である65歳以上が、実に医療費全体の3分の2弱を使っているというデータが出ています。このことからも、「高齢者にかかる膨大な医療費」がいかに負担となっているかがわかるでしょう。

この膨大な医療費の陰には、日本が抱える医療の課題があります。

例えば海外に比べ日本では、次に挙げたような費用負担が大きいのです。

・薬剤の値段が高く、さらに過剰処方
・フリーアクセスのため受診回数が多い
・慢性期のベッド数が多いため、ケアを担当する医師・看護師などの人件費が

かかる

・医療材料が高額

人口分布において高齢者が多い、ということは年齢が上がるにつれて疾病リスクも高くなり、多くの病院に通うことにもつながります。

つまりこのデータからは、日本は「治療医学から予防医学へ」と言いながらも、まだまだ治療医学に基づいた医療を行っているに過ぎないという現実が浮かび上がってきます。

しかし、ここまでお話ししてきたようにコロナショックで状況は大きく変わりました。本書でも医師の先生方が何度も述べられていますが、医療費の増大を食い止めなければ、日本の財政は破綻してしまうのです。

そこで私たちができる一番の解決策は「健康寿命を延ばす」ということ。さらにいえば、「病気を事前に予防する取り組みを行うこと」に尽きると思います。この章では、病気にならないために、私たちは医療サービスをどうとらえておくべきか、そして病気を未然に防ぐにはどのような行動を取ればいいかを、お話ししていきたいと思います。

医療も集約化の時代に突入。予防は当たり前の常識に

予防医療を考えるうえで、そもそも、「予防医療を実践するか否か」の選択は個人の意識に委ねられるべきだと私は考えています。

現在の医療の考え方は「病気になったときに考える」という、いわば問題を先送りする典型例ともいうべきものです。しかしこのような考え方では、病気がわかり、いざ医療サービスが必要となったとき、多くの医療費負担が国に発生してしまいます。

緊急事態の際は除くとして、人生において医療をどの程度介入させるか、これを考えておくことはご自身にとっても、また国の医療費負担を軽くするためにも必要ではないでしょうか。

例えば、医療費が高いことで知られるアメリカ。前述したように、アメリカは、いわゆる公的な保険制度がありません。そのため、民間保険会社の保険に入るのですが、医師やクリニックを自由に選べる保険は高額になります。

つまり、普段から高額な医療費を支払い、何かあった際にはその保険を使用して病院を受診するという制度が確立されています。つまり、日本のように誰もが「気軽に」病院にかかれる社会ではありません。このことから、サプリメントの市場やカイロプラクティックなどのいわば代替医療が発達したのです。

一方、日本は、誰もがいつでも安い値段で診療してもらえる医療制度の国です。すなわち「病気になってもすぐ診てもらえる」という安心感から疾病の予防意識が根付かないのです。

さらに、現在の国民皆保険制度や日本における医療のガイドラインを見てもそうですが、基本的に治療内容は「医師中心の医療」が採用されています。

これに対しアメリカやカナダでは「患者さん中心の考え方」が優先されています。

患者さん中心の医療とは、「患者さんを病気だけではなく社会的な背景や、患者さんの想いなどを聞き取り、全方位から考察したうえで最適な治療計画を立てていく」という考え方です。

日本ではこの患者さん中心の考え方が海外に比べなかなか根付かず、自分が受ける治療にもかかわらず「自分自身で決めきる」ということが未だできていません。これは日本の医療全体の考え方の違いや、国民性の相違などさまざまな理由がありますが、どこか他人任せの治療のため、「健康意識」が本当の意味で根付かないという点も無視できないと思います。

しかしながら、アメリカなどの海外のように、いきなり日本でも高額な医療体制に変化させることや、「明日から自費診療になります」ということはほぼ不可能です。結局のところひとりひとりの健康意識を高めておくことが重要なのです。

少なくともすべての日本国民は、今後「どんな医療を受けたいか」「どんな最期を迎えたいか」ということをできるだけ早いうち、できれば身体が健康なうちに考えておくことが必要だと思います。

例えば、もともと身体が弱くて病気がちであれば、「自分は健康で長生きしたい。であれば今後も健康維持にそこそこお金がかかるだろうから、健康的に過ごせるように食べ物や生活習慣に気を配ろう」という考え方もできることでしょう。

逆に「自分の人生において健康であることは、優先順位が低い」から、「とにかく食べたいものを食べ、喫煙したいときにする」ということを優先すると決めて、健康や治療より自由を重視する考え方もあります。辛い治療や自由を制限される治療は行わずに、最期まで自由な暮らしを優先するのもその人の価値観です。

「みんながこんな医療を受けているなら、私も同じ医療を受ける」という日本人にありがちな『人に合わせる精神』で医療を選択するのではなく、「自分にとって健康であることはどれくらい重要なのか」を突き詰めて考えることが、予防医療の第一歩になるのです。

地方で現在の医療を受け続けるのは厳しい

もし、みなさんが「健康である」ことが最も大事だとするなら、今後地方で現在の水準の医療を受け続けることは難しいかもしれません。

現在、国内には約30万人の医師がいます。以前より病院や患者さんに対して医師の数が少ない、いわゆる医師不足の問題が指摘されてきました。

さらに今後2040年には、実に65歳以上の高齢者が3人に1人となり、高齢者の人口がピークとなります。その際、どんな世界が待っているのでしょう。

今考えられるのは、以下のような事柄です。

・出生率上昇も見込めないことから、人口が減少
・超高齢社会
・高齢化に伴い、896の自治体が消滅

これらの事実は一体何を示しているでしょうか。

ひとつには、地方の高齢化や過疎化が進んだ地域においては、最低限のインフラ（病院・銀行・スーパーなど）ですら維持することが難しい、ということです。単純

に考えて人口50万人の都市と人口50人の町とを比較すると、後者ではそもそも日常生活を営む人自体が少なく、むしろインフラを保つのに維持費がかかってしまいます。もちろん今でも地方には「一番近い病院まで車で1時間かかる」「コンビニに行くまで車で30分かかる」といった地域はたくさんあります。

言ってしまえば居住環境の悪さがさらに深刻化すると考えられます。冒頭に挙げたように「健康でいたい」と思う人にとっては受けたいときに医療が受けられないのは、医療サービスの低下を感じることになってしまいます。

さらに今後2024年から施行予定の「医師の働き方改革」で時間外労働が厳しく制限されたり、休日が確保されたりすると、使える医師のマンパワーが「医師を必要としている人が多い地域」に集中するのは明らかです。

株式会社メンタルヘルステクノロジーズと株式会社 Avenir の代表取締役社長である刀禰真之介氏も、「世の中の人の多くは地域によって大きな医療格差があることをあまり認知していません。地方も都市と同水準の医療サービスを保っていくためには、人口の分散化があってしかるべきだと個人的には思っています。このコロナ禍によってリモートワークがぐんと普及しました。そのことで、〝オフィスが都内だったから都内にいたけど、リモートワークができるのなら、地方に住んでも良い〟という人が明確に増えていますよね。このことは、医療格差を埋める大きなカギになるかもしれません」と話しています。

医療格差は今後広がり続ける、という考えが一般的ですが、だからといって地方に住むのはおすすめできない、と答えを出してしまうこともできません。

地域医療を継続させていくために必要なのは、

・大規模病院へ医療を集約化
・大規模病院にかかることができる圏内の地域に住む
・日ごろから健康に気を配る

といったことですから、これらのことを住民が理解して活用していくことができるのなら、地方であっても医療サービスを受け続けられる可能性はあるでしょう。

現在、全国的にＡＩやＩｏＴといったテクノロジーを活用し最適化をはかりながら街を運営していくことで、住民が快適に、また持続的に過ごしていくことができる「スマートシティ」への取り組みが始まっています。

このスマートシティはまだ実証実験段階ですが、この取り組みが一定の成果を出せば、小さな街であっても、住民サービスや医療サービスの質を落とすことなく住み続けることが可能かもしれません。

日本も本当のかかりつけ医を持つ時代に

自分にとって「本当に必要なかかりつけ医」をどう選んでいけばいいのか、それを考えるきっかけにもなったのがコロナショックであると私は考えています。今後のかかりつけ医のあり方を考えるうえで、次の3つがカギになってきます。

まず1つ目はこれまでも述べてきたように、医療情報のDX化です。患者さんのカルテ情報に限らず健康情報や、投薬情報といったあらゆる情報をクラウド化して一元管理できるようにします。

そうすることで他病院や他科でかかった情報を連携させ、患者さんにとってより正確で無駄のない診断をすることができます。このようなメディカル情報をデジタル上に置き換える作業は、小橋大恵医師らが運営している株式会社アルム、さらには柳川貴雄医師が代表を務めるドクターズ株式会社のようないわゆる「デジタルヘルスケア企業」がプラットフォームを提供していくと予想しています。

武藤真祐医師も「例えばかかりつけ医と病院間、あるいは他の耳鼻科と内科といった情報連携は非常に限られています。情報共有されるのは、入・退院時のみなんてことも珍しくありません。一方で患者さんは1人のかかりつけ医のみにかかっている、ということはほとんどありません。さまざまな科の先生たち、つまり〝かかりつけ医ズ〟を持っている。でも先生方は、それが見えていない状態なんです。そこで患者さんを中心に、かかりつけ医ズがネットワークをつないで、患者さんを全方位から診る。今後はこれが一番重要だと思いますね。その煩雑な手続きはＩＴ化によって実現できるでしょう。仕組み自体は難しくないのですから」と指摘しています。

かかりつけ医による横のネットワークがあるとわかれば、たとえ地理的に離れている先生がかかりつけ医であっても問題ありませんし、むしろ自分にとって最適なかかりつけ医を探す、という意味においてIT化は、患者さんにとってプラスとなるはずです。

２つ目は、前章までにも出てきていますが、クリニックの法人化・大規模化です。かかりつけ医の定義を「長期間にわたって自分の身体のことを追っかけで診てくれる医師」だとすると、個人クリニックでは、子供の頃から高齢になるまで1人の医師に診てもらうというのは不可能です。そこで、1人のかかりつけ医ではなく、「かかりつけ医療法人」が1人の患者さんを診ていくことがスタンダードになる、と感じています。ちなみに、「ライフスタイルの変化やライフサイクルに合わせ、何でも相談できる」という観点でいくと、内科だけでなく、特に歯科と、女性は婦人科でもかかりつけ医を持つことが重要です。

３つ目は、今後日本におけるかかりつけ医は、「社会的処方の観点を持っているかどうか」が、ポイントになると思っています。２０２０年、厚生労働省は、社会的処方を視野に入れた医療体制を築くと宣言しました。

社会的処方とは、簡単にいえば、「病気だけを診るのではなく、患者さんの家族背景・社会的背景を知ったうえで支援機関と共に患者さん中心の医療を行うこと」です。実際、イギリスでは社会的処方を行うことで、高齢者の孤立感や精神的な気分の落ち込みの解消が見られた、といいます。

つまり、精神面のサポートをはかることで、決められた服薬ができるようになる、定期検診に欠かさず来るようになるといった「患者さんの自立をサポートする」ことにもつながるのです。

しかし、日本でこの社会的処方を行ううえではさまざまな問題があるでしょう。

「そもそも日本ではヨーロッパのようなかかりつけ医制度がないから、イギリスなどと同じように取り組むのは無理なのでは？」といった疑問には確かにうなずけます。なぜならイギリスやイタリアといったヨーロッパの国は、かかりつけ医制度が国の政策として決められており、体調が悪くなったときはまず自分のかかりつけ医に相談する仕組みになっているからです。

また、慢性的な医師不足に置かれている現状では、社会的な背景まで含めて患者さんを見守っていく、というのは現実的に考えて難しい側面もあります。

そこで、カギとなるのは介護士やケアマネさんといった介護従事者の存在です。特に介護士さんは、高齢者と密接に関わることが多い職業です。そこで、まず彼らが高齢者の方が抱える課題や問題点に向き合い、その患者さんの悩みに寄り添うことが日本の社会的処方へとつながっていくのでは、と思っています。

しかしながら、介護業界も依然として慢性的な人手不足に悩んでいることは間違いありません。

今後、社会的処方推進に向けて医師や看護師、薬剤師だけではなく介護人材にも裁量を与えたうえで、今まで以上に医師や病院との横の連携が必要になるはずです。日本らしいかかりつけ医制度をつくり上げることができれば、迎え来る「超高齢社会」においても、対応できると私は考えています。

コロナより高い、生活習慣病の致死率

新型コロナウイルスで重症化しやすいのは、「高齢者」と「基礎疾患を持っている

方」ということが次第に明らかになってきました。

感染症専門医の忽那賢志医師によると、新型コロナウイルスによる致死率は60～69歳で4・3％、70～79歳は13・5％、さらに80歳以上の致死率は実に26・9％と高齢になるにつれて致死率が上昇していることがわかります。

また重症化しやすい疾患として、

・肥満
・高血圧
・糖尿病
・慢性腎臓病
・COPD（慢性閉塞性肺疾患）

を挙げています。このほか、抗がん剤の治療を受けているといった免疫力が低下している方も重症化のリスクが高いとされています。

高齢の方や、抗がん剤の治療を受けている方は除くとして、日本国民は、生活習慣病にかかること自体、健康をおびやかすものだということに、もっと危機感を持つべきです。

例えば、糖尿病にり患していると、身体は高血糖状態が続きます。そのことで白血球の働きが鈍り、結果的に免疫力が低下します。さらに、糖尿病は合併症も引き起こします。糖尿病性末梢神経障害や糖尿病網膜症はその代表的な例です。このように、健康な人に比べてさまざまな疾病にかかるリスクは高くなり、結果として身体にダメージを負ってしまうのです。

これまでお話ししてきたように、日本はフリーアクセスで医療費の負担が海外に比べ安価であることから、糖尿病と診断されても、通院するかしないかはいわば「本人のやる気」あるいは「本人が病気を治したいという意思」という個人の判断に任されています。

日本ではアメリカのように医療費がべらぼうに高い、あるいはフィリピンのようにインスリンが高価すぎて購入できないといったことはありません。恵まれた環境であるからこそ、自分自身の健康維持に危機感が持てないのも確かでしょう。

しかしながら、10年後も今と同じ医療水準を保てている、とは到底思えません。そのためにも適切な運動・バランスの良い食生活など、今まで以上に健康に意識を向けることが大切なのです。

遺伝子に合わせた治療法・オーダーメイド医療が急伸

今、遺伝子研究は急速に進んでいます。例えば病院の遺伝子検査は、がん治療において、より効果的で副作用が少なく済むような治療を分析する「がんゲノム医療」や、出生前診断など、あらゆる領域にまたがっています。遺伝子解析が行えるのは、医療技術の進歩であると言いきることができます。

しかし、その一方でがんゲノム医療が持つ課題もあります。その代表的な例が「公的な承認を受けていない治療も多い」ということでしょう。なぜならがんゲノム医療はまだ歴史が浅く、十分な科学的根拠がデータとしてそろっていないからです。

さらに、治療費が高額、中には誇大広告のものなど、玉石混交ともいえる状態であることも付け加えておきます。

そういった背景はありながらも、遺伝子を解析し、自分の体質を知ることでより効果的な治療法や薬剤を知ることができる遺伝子検査、その結果に基づいた治療の分野は、今後も伸び続けていくことでしょう。

がん診療に精通し、著書も発行されている江戸川病院腫瘍血液内科部長兼がん免疫治療センター長兼プレシジョンメディスンセンター長の明星智洋医師は、「〝がん〟細胞は、われわれの身体の中で生まれては消え、生まれては消えという状況が続いているんです。つまり、がんが遺伝子の変異で起こってくる、と考えると、がん細胞のアクセルの役割であるがん遺伝子が発現し、がん細胞のブレーキの役割であるがん抑制遺伝子に異常があると、がん細胞が増殖していきます。

このことから、自分の中に免疫さえあれば、日々がん細胞が細胞レベルで発生していたとしても、発症を抑えることはできるのです。その論理を体現する形で、現在手術後にがんの発症を予防する、という目的で自費で樹状細胞ワクチンを投与したり、予防的にニボルマブやペムブロリズマブという免疫チェックポイント阻害薬を投与したり、という患者さんはいらっしゃいますね」と語ります。

さらに明星医師はこうも続けます。

「遺伝子変異に応じたがん治療のことを〝プレシジョンメディスン〟と呼びますが、2年前から日本でもこの治療法の検査部分は保険適用になりました。〝ファウンデーションワン〟と〝NCCオンコパネル〟といわれる検査が保険適用になっているんですが、そこから先の治療は自費診療になっています。

標準治療が終了した患者さんの中には、このプレシジョンメディスンを自費診療で受ける方もいます。遺伝子解析の結果、薬剤を投与する場合、分子標的薬という、がん細胞をピンポイントで狙い撃ちする薬剤が選択されることが多いのですが、ほとんどが飲み薬ですので、通院頻度が少なく済むというメリットがあります。さらに遺伝子の変異に対して薬を投与するので、効果をある程度予測できるというのもメリットです。

また、通常の抗がん剤で起こる脱毛、吐き気、免疫力低下などの副作用が少ないのもメリットです。一方で、分子標的薬特有の副作用もありますので、がんの薬物療法の知識と経験が豊富な医師のもとで投与することをお勧めします。

プレシジョンメディスンは、通常の抗がん剤治療を受けるよりも、感染症に対しては強い状況で治療が継続できる。患者さんにとってはまさに夢のような薬、といっても過言ではないと思います。そういう意味では、プレシジョンメディスンはどんどん進化している、といっていいと思います」。

遺伝子レベルで病気を予防する時代はもうそこまで来ているし、われわれが普通に遺伝子レベルの治療を受けることができる日もそう遠くはないかもしれません。

再生医療が予防医療の最先端に

近年、再生医療が注目されていることをご存じでしょうか？　再生医療は、すでに歯科、美容外科、整形外科など、さまざまな領域で使用されています。

例えば、脳卒中の患者さんの後遺症の治療や傷付いた神経の修復作業に再生医療を用いることで、再発予防に効果を発揮します。

ＭＲＴ株式会社の小川智也医師は、再生医療についてこう語っています。「再生医療は最先端の治療のひとつなので〝何でも治せる可能性〟を秘めているんですね。これまでは、病気に対して薬を使って治す、疾患ベースの治療が一般的でした。ところが再生医療は、文字通り〝再生する能力〟があるので、〝疾患に効く〟というよりも身体をよりベストな状態にリセットする力を持っています。治療という枠組みではなく、ヘルスケアやウェルネスの分野といっても良いでしょう。純粋な治療とはまた違った医療行為ではありますが、間違いなく新たなソリューションのひとつとしてとらえていいと思います」。

つまり疾患によってダメージを受けた部分を回復させる「治療」という意味合いと、より若い細胞や神経を維持し続ける「ウェルネス」の2つの意味で再生医療は注目されている、ということです。

さらに小川医師は、「特化型の治療にも効果を発揮する可能性がある」とも指摘します。

「今後は、〝脳梗塞に効く幹細胞〟、〝アルツハイマーに効く幹細胞〟というように、効能がより明確化された治療法が確立していくと思いますね。当然、物質的に合成された薬よりも培養した幹細胞を投与したほうが、人間的な生命活性に基づいた機能回復につながるからです。

もちろん、どれだけの効果が出るのか未知数の部分も大きいとは思います。現在、再生治療は自費治療がほとんどで、ごく一部にしか保険適用が認められていません。しかし、今後治療の選択肢のひとつとして、再生医療を気軽に選ぶ未来は来るでしょうね。

ちなみにうちのクリニックでは、〝培養上清液治療〟を行っています。幹細胞を培養するときに出る液のことで、いわば〝出汁〟のようなイメージがわかりやすいと思います。この培養上清液は、サイトカインに代表される修復能力を持つようなタンパク質がたくさん入っているんです。

この培養上清液の大きなメリットは、アレルギー反応や副作用を起こす心配が極めて少ないという点です。糖尿病・高血圧・肝疾患・アルツハイマー・脳血管障害・脊髄損傷といった神経損傷の方々の機能回復が期待できます」。

前記に挙げた培養上清液は、美容分野でも使用されており、美肌や肌の活性化にも効果があるとされています。上手に再生医療を使用することで、「不死」は無理でも「不老」が可能な時代はすでに到来しています。幹細胞に端を発する再生医療技術は今後、ますます予防医療として注目されていくに違いありません。

自宅でできる健康診断を活用して、早期検査が疾病予防につながる

厚労省が出した2011年度の生活習慣病における医療費の割合は、全医療費の約3割に及んでいます（医療費約38・6兆円）。2011年度に比べ、2019年度の概算医療費が約43兆6000億円と増大していることからも、生活習慣病における医療費の割合も増加していることが予想できます。

つまり、生活習慣病にならないような健康管理をすることが国の医療費を増大させないひとつのポイントになるということです。生活習慣病でよく言われるのは、初期段階でほとんど自覚症状がないことです。

例えば糖尿病などは、その最たるものですが、健康診断などで血糖値の異常を指摘された際に治療を開始すれば、重症化するリスクを防ぐことができます。

さらにいえば、日ごろから運動習慣をつけ食生活に気を配ることで、糖尿病にならないよう気を付けることもできます。

早期発見、早期治療とよくいわれますが、これはまさしくその通りで、さらにいうと私は「早期検査・定期検査」が大事だと思っています。

在宅で病院水準の健康診断ができる健康診断キット「おうちでドック」を手がけるハルメク・ベンチャーズ株式会社サービス責任者の小越康平氏も、「健康なうちに自分の身体がどんな状態かを知っておくこと、そして早めに手を打っておくことが大切」と述べています。

企業に勤めていれば、年に1回の健康診断が義務付けられていて、そこで自分の健康をにわかでも振り返る機会というのがありますが、国民の中には健康診断に行っていない人がかなりの割合でいるのも事実です。2014年の厚労省の調査によると、なんと30代の女性の約4割が過去1年間に健康診断を受けていない、という統計が出ています。

さらにこの調査を見ると、男性よりも女性のほうが全体的に健康診断の受診率が低いのです。

「これは勝手な憶測ですが、家事や育児でどうしても健康診断に行く時間を取れていない女性が多いんだろうと。健康診断未受診者の方々の病気が重篤化してしまうと、その方の健康を損なうことはもちろん、これは医療費を圧迫することにもつながると考えています」と小越氏は指摘します。

確かに女性は家族の健康が第一になってしまい、つい自分の健康は後回し……、なかなか病院に行く時間も取れない、そういう方が男性よりもいるのではないか、と推測できます。これでは小越氏のおっしゃるように疾病が重篤化するリスクをはらんでいるのは当然のことです。

小越氏の会社が進めている病院水準の検査が可能な「おうちでドック」ですが、前述のように現在はあくまで「健康増進のためのサービス」にとどまっており、労働安全衛生法に基づく健康診断には認定されていないそうです。

しかしながら、こういった民間のものでかつ自宅で受けられる検査を使用し、自分の健康状態を知っておく、というのは「病気の予防」につながると思います。

小越氏は「われわれの『おうちでドック』は、現在累計検査数が約7万件で、まだまだ数字としてのインパクトは少ないのですが、今後解析を進めていけば、〝在宅検査したことで、これだけの人が健康になる〟とか、〝検査を上手に活用することで結果的に医療費が下がる〟といったデータが出てくると思います」とも語ります。

病気の早期発見ももちろんですが、「健康を保とう」というウェルネスの意識を高めることも日本の医療制度の未来にとってはとても重要なことです。今後、このような取り組みがどんどん広がることで、とりわけ女性の健康増進につながることを期待します。

シニアを病気にさせない、孤立させないカギは「働くこと」

医療法人社団悠翔会理事長・診療部長の佐々木淳医師より、興味深いお話を伺いました。

「超高齢社会に向かう日本において、シニア世代が病気予防、さらに孤立予防となるのは『働き口があること』だというのです。

さらに佐々木医師はこうも続けます。

「80歳以上の集団のうち、男性60％、女性40％は一般的な就労が可能だといわれています。ちなみにその手前の層、一般的に前期高齢者といわれている65〜74歳では、ほぼ全員が就労可能です。そして65歳以上の高齢者の8割が〝仕事をしたい〟と答えています。さらに、〝仕事をしたい〟と答えている高齢者の半分に〝年金があるから賃金はいらない。だけど、自分のために社会のために働きたい〟という想いがある。これってすごく貴重な生産力だと思いませんか？」

しかし、記憶力・集中力・瞬発力・筋力・持久力・バランス機能などは加齢とともに低下していくもの。

「実は加齢とともに獲得されていく〝強み〟があります。それは例えば人のマネジメントや、アウトプットの安定性といった年齢によって獲得したスキルです。さらにみなさん早起きです。スーパーマーケットで午前3時から4時に棚卸しの仕事があれば、おじいちゃん・おばあちゃんはみんな喜んで参加するのではないでしょうか」と佐々木医師は続けます。

今、日本では、生産性の向上という議論がよくされています。中小企業は生産性が低いから統合して、どんどん生産性を上げていけと号令がかかっている。これについても佐々木医師はこう指摘します。

「僕は、それは逆だと思っています。すなわち、中小企業が目指すべき道は、生産性を低下させることなのです。中小企業の多くは事業規模が小さく、地域産業が大半ですよね。地域産業であれば、高い生産性が発揮できる若い人を働かせる必要はありません。一人前の仕事を手分けする高齢者を3人、4人雇用すればいいのです。最低賃金の4分の1ずつを有償ボランティア代としてお支払いして、みなさんに仕事をしていただく。そうすると、高齢者は仕事という居場所を見つけ、役割を見つけることができる。そして、時々もらえるボーナスが生きがいになって、そのボーナスで孫やひ孫にケーキを買ってあげることもできる。

仕事というのは、高齢者にとってまさしく〝生きがい〟です。仕事を続けることで、身体的な健康寿命を延長できるし、認知症の進行を遅らせることだってできる。これこそが本当の意味での〝病気予防〟〝孤立予防〟になると思いませんか？」

在宅医療で日々高齢者と向き合う佐々木医師が、「社会的な仕組みから、高齢者の

〝病気予防〟〝孤立予防〟を考えていくことがとても重要だ」とする考え方に、私は深く同意します。

高齢者の方々も好きで医療費を使っているわけではない。もっといえば労働力としての受け皿がもっとあれば、必然的に身体を動かす機会も増えるでしょう。もっとシニア活用を考えていく、その岐路に私たちは立っているのではないでしょうか。

「働いてくれたら健康寿命だってどんどん延びていくし、わざわざ税金を使ってサロンをつくらなくても職場がサロンになります。そういった成功事例を地域にたくさんつくっていくことが、この先もっと重要になっていくでしょう」とも佐々木医師は述べています。

いかにシニアが活き活きと老後を過ごせるか、それは私たちがやがて直面する課題でもあります。シニアが活動できるＮＰＯなどができて、一緒になって地域の生産力を上げていくことこそが、今後全国で求められることなのかもしれません。

第7章

コロナ後の未来に向けて

本書も最終章となりました。日本が抱える医療課題や、現在の状況などさまざまな先生方にお話を伺う中で改めて感じたのは、「コロナショックを機に先送りとなっていたあらゆる課題が目前に迫ってきた」ということです。

医師不足や、地方医療格差、医療制度の問題点など、今まで何となくやり過ごせてきた事柄がコロナ禍で一気に噴出した、といっても過言ではありません。この先、2024年には医師の働き方改革が待っています。この改革により、大学病院で働く医師は限られた時間の中で勤務することになり、「いつでも主治医が来てくれる」という文化もなくなっていくと思われます。

誤解を恐れずにいえば、戦後からどんどん医療は発展と同時に膨張し、過度のサービス精神を発揮していったように思います。患者さんを患者様と呼ぼうという運動が起きたのもその象徴のひとつかもしれません。必要のない医療、必要のない投薬、医療従事者の自己犠牲を伴う過剰なサービスも増えてしまったという現実があるのではないでしょうか。

この先、医師を含む医療従事者を守るためにも、適正化をはからなければなりません。医療従事者は大事な人的資源だからです。

この先、子孫の代にまで継続する適正な医療提供をしていくためには今、私たちが課題解決に向けて動かなければならないのです。そのカギとなるのが、「健康産業」だろうと私は思っています。つまり、健康産業などの力を借りて医療のお世話になる前の段階、つまり健康な生活を送る期間をより長く保つことが、個人の幸せにとっても、また医療に携わる人にとっても良いはずです。

この章では、「医療従事者」にスポットを当て、医療従事者が今後の日本にとってどんな立ち位置になっていくかをお話ししていきたいと思います。

コロナで戦う医師の姿が世界中に感動を与えた

新型コロナショックによって、改めてその存在に感謝の気持ちが集まった仕事がいくつかあります。いわゆる生活必需品を販売するスーパーのレジスタッフやコンビニスタッフに代表される「エッセンシャルワーカー」です。それから、医師や看護師といったコロナ・非コロナにかかわらず日常的に医療サービスを提供してくれる「医療従事者」です。

2020年には「コロナ病棟で仕事をしている医療従事者への差別」なども報道されましたが、これは決してあってはならないことです。

草加保健所所長・長棟美幸医師のお話にもありましたが、医療従事者だけでなくコロナ対応に追われ日々、自分の生活と身体を削ってまで仕事をしてくださっている方々には頭が下がるばかりです。もちろん、この現象は日本だけではなく、世界的な流れであることは間違いありません。まさに、「患者さんの命を救うために医療従事者たちは日夜奮闘している」ということを忘れてはいけないと思います。

そういった大変な思いをしている医療従事者のために私たちが今できることは、

- 個人の感染予防を徹底する
- 具合が悪くなったら、無理せずに休む
- 自分の体調管理に一層気を配る

ことではないでしょうか。

つまり厳しめにいうと、「これ以上医療従事者たちの仕事を増やさない」ようにすることだと思います。「あの人たちもこれだけ頑張っているんだから、患者さんたちも頑張れ」といった根性論を持ち出すわけではありません。しかし、普段とは違う日常において、限りある医療資源を適切に分配する、ということは必要な配慮ともいえるでしょう。

しかしながら、ストレスをなくすことはできませんし、日常生活を送っていると生活の忙しさに紛れて、つい自分の健康は置き去りになってしまうのが事実だと思います。一方で、自分の努力だけではなかなか健康を維持することは難しい時代である、というのも事実です。

大事なのは、「個人の努力にお任せしますね」ということではなく、「国民ひとりひとりが健康に過ごすための時間を取ることができる」ような生活を送れる社会をつくっていくこと。さらに必要に応じて、「オンライン診療などを併用して、適切な治療が受けられるような環境を整える」あるいは、「薬の飲み忘れや健康管理などをチェックするアプリを使う」といったテクノロジー技術で健康管理をしていくなどの取り組みももっと進んで良いと思います。

医療の理想的な形は、「医師は本来の業務に徹する」、そのうえで、他の職業の方々に付帯業務をどんどん振っていく。こういったチーム医療を徹底していくことが効率化につながり、ひいては医療提供の最適化がはかられるのではないかと考えています。

今後も感染症の脅威と戦わなくてはならないでしょう。それに備えるためにも、今から仕組みをつくっていくことが重要なのです。

医療従事者が治せるのは、病気だけではない

私は海外の医療事情やインフラなどに関心があるため、海外の医療機関の視察に行くなど、世界の医療制度を勉強する機会を積極的に設けています。その中で、改めて感じるのは、「日本は、医療サービスを受けやすい、本当に恵まれている国だな」ということです。

例えば、日本と親交の深いベトナムでは、公的医療保険制度が開始されたのが１９９２年。全国民が強制加入対象になったのは、なんと２０１４年のことです。

また、世界的に深刻な社会問題になっている「糖尿病患者の増大」ですが、アメリカやフィリピンでは糖尿病治療薬のひとつ「インスリン」が、高額のため患者さんが打ちたくても打てない、そんな状況もあるようです。こういったことからも、日本は医療が社会的なセーフティーネットとしての役割を果たしている、ということもうかがえます。

さて、そんな恵まれた国ではありますが、日本が抱える問題点もあります。そのひ

とつがやはり「自殺者が多い」ことでしょう。

２００９年厚生労働者が発表した「自殺死亡率の上位50カ国」を見ると、日本は第8位にランクイン。欧米の諸外国から見てもこれは高い水準です。なぜ、心を病んでしまうのか。それはもちろん、さまざまな理由があると思いますし、私の意見が正解とも当然思いませんが、ひとつの原因として私は「幸せと感じるハードルがみんな高いから」だと考えています。

例えば先ほどのベトナムの例を出しましょう。ベトナムでは、２０１４年に至るまで医療保険制度が整っていなかったため、「気軽に病院にかかる」ということはできませんでした。しかし２０１６年に健康保険加入率が81・7％になり、医療サービスを安定的に受けられるようになっています。

２０１９年にベトナムの医療制度を視察に訪れたとき、病院では廊下にまでベッドがあふれ、食事も病院では提供されず、患者さんの家族が外から運んできます。それでも、ベトナムの人たちは、「今は必要なときにお医者さんにかかることができる」と幸せをかみしめていました。いわば受けられる医療において幸せに感じられることに関して伸びしろを持っていたわけです。

では、日本はどうでしょう？　不足がないくらいの高い医療水準、また仮に貧困だったとしても「生活保護」で必要な医療サービスを受けることができます。

つまり、生きるうえでの環境が整っていると、これが「当たり前」になってしまい、なかなかそれ以上の幸せを感じにくくなる、という大きな落とし穴があるのです。日本人は「幸せな状態」を完璧なものととらえすぎているのではないでしょうか。よく、「幸せ」から「一」を取ると「辛い」になるといいますが、その「一」があらゆるものに変換されています。

私が運営する会社では、2年前から、医師や看護師のみなさんへの結婚相談も始めました。みなさんのお話を聞いていると、他者からは充実した人生を送っているように見えても、本人たちはそれぞれに悩みを抱えているということを知りました。みなさん、自分が理想とする人生を歩めていないことに関する辛さを抱えているのです。

例えば、結婚できないから辛い。子供がいないから辛い。イケメンじゃないから辛い。旦那がイケメンじゃないから辛い。気の合わない上司がいるから辛い……。突き詰めると、理想の自分ではないこと、理想の環境ではないことがすべて不幸せの理由になっているように感じることがあります。つまり完璧じゃないから幸せではない。ちょっとした不幸も許せず、何でも「辛い」に置き換えてしまうのです。

この負の連鎖、このあたりで断ちきるべきだと私は思っています。よく考えてみると、前記に挙げたことって本当に「不幸」なことなのでしょうか？

それは、完璧を求める国民性ゆえでもあり、完璧を求める点が、プラスに働くことも多いのですが、マイナスの部分も大きいなと感じることもあります。それゆえに、精神的に追い詰められていく方も珍しくありません。

また、身体の健康は健康診断を実施すれば数値として表れてくるものですが、一方精神的な領域はチェックすることがなかなか難しいです。さらにいえば、ストレスチェックの結果などから、医療従事者がもっと深くまでアドバイスをすることはほとんどありません。このあたりも、今後「幸福感を上げるための活動」を医療従事者の視点でケアしていくことが求められると思っています。

幸せを感じやすくする。それには個人の意識改革も重要です。まずは自分の承認欲求を自分で満たしてあげることです。そうすることで、幸せの閾値は自然と低くなり、ふとしたことで幸せを感じられる、そんな意識が芽生えるのではないでしょうか。

そう考えると幸せに「なろうとする」のではなく、日々ふとしたことで幸せを感じるようになる、幸せに気付けるようになる、そのことが先進国と呼ばれる国に住んでいる私たちに必要なことだと思うのです。

医師×得意分野で日本を、そして世界を変える

さて、本書でも何名か「特化型」の治療をされている先生方に登場いただきました。「特化型」とは自分の専門診療科に特化して治療を行っている先生のことです。もちろんすでに眼科や耳鼻科、皮膚科などはこの「特化型」ですが、それが内科などでももっと広がっていくのではないでしょうか。

もちろん、ご自身の役割として「全身を診察する総合内科医」的な立場で活躍され

ている先生も大勢いらっしゃいますが、「自身の得意分野を活かす」という形で医療全体に貢献される先生もこの後は一定数出てくるだろうと思っています。

岡部大地先生は、日本には足の専門医という概念があまりにないことに着目され、クラウドファンディングを使い、「一生自分で歩くためのインソール」を広めようと活動していらっしゃいます。

世界的な潮流では、糖尿病による足の潰瘍も、骨折による足の損傷も、さらには水虫といった領域に至るまで、足に関する疾病は「足病医《そくびょうい》」が診るのだそうです。

岡部先生は、日本にまだ浸透していない足病医の存在とともに、人生100年時代において、生涯歩ける身体づくりを通して患者さんの利益になるよう活動されています。

このように、患者さんの健康をより細かく、深く掘り下げていったところに自分が本当に得意とする分野があると、それは強力な武器となるのです。

当然、現在でも特化型の先生方はたくさんいらっしゃいますが、その一歩先、すなわち「ここなら誰にも負けない知識と経験がある」「自分はこの領域にとても興味を持っているから、患者さんにすべての情報を伝えたい」といった熱い想いがある方が患者さんをより惹き付けることができるのではないかと思っています。

情報過多の時代、スマホやパソコンで検索すると多くの情報を手に入れることができる分、「自分にとって、本当に必要な健康情報とは何か」ということがあやふやになってしまうことはよくあることです。そのカオスな状況の中で、患者さんが医師を選ぶ基準は「医師への信頼感」「その分野への厚い知識と経験」、それから「医師の熱意」だと考えます。

簡単にいってしまうと、これらは「人の感情に訴えかける」部分です。「あ、この先生信用できそう」「こんな想いを持って診療されているんだ」ということがわかれば、その想いは全国に、いえ世界にも広がっていくものです。だからこそ医師もこれまでの方法とは違った広告媒体（例えばクラウドファンディングやウェビナーなど）

の活用を通して、自分の想いを強く伝えていく必要があるのではないでしょうか。

話は飛躍しますが、「良いものを作れば必ず売れる」という時代はとうの昔に終わり、グローバル競争力が激しくなった現代では、「良いものを作っても売れない」という時代になりました。

この論理がそのまま医療業界に当てはまるとは思いませんが、しかしながら少なくとも得意分野を持っている医師は、これまで以上に発信力と自らが前に出ていくパフォーマンス力も身に付けなければいけません。

得意分野を持つ新しい取り組みをする医師たちが出てくるのは、今後の希望にもなると思っています。

医療従事者と結婚したいニーズはますます増える

私が経営する会社では、医師・看護師・医療従事者のみなさま向けの婚活事業も行っていますが、医療従事者の人気は不変的だな、と感じることがあります。あるデータによると「男性が結婚したい職業ランキング」では看護師が堂々の1位！　女性の場合は医師が1位と、やはり医療従事者の人気は高いのです。

医療従事者と結婚するのは給料の面や安定した職業という面から見ても手堅く、さらに「いざ」というときに頼りになる存在です。特に結婚して、子供が病気になった場合、介護の問題が起きた場合にも、日ごろの知識を活かすことができます。そういった面から見ても結婚相手にはぴったりなのではないでしょうか。

結婚に関するリサーチを行っているアニヴェルセル総研が全国の23～39歳の男女600名（未婚男性・女性各300名）の方を対象に「結婚したい男性／女性」と「付き合いたい男性／女性」のアンケートを実施。その結果によると、「結婚相手に求める特徴」の第2位が「優しさ」だったそうです。

男女共に同じ結果、というのですから、結婚生活において多くの人が「優しさ」を重要視していることがわかります。

その点、医療従事者は、毎日の仕事の中で患者さんと日々向き合う仕事です。つまり、弱っている人たちに対して「何とかしてあげたい」という優しさを兼ね備えている方が多いということができます。さらにいうと、専門学校や大学で専門的な勉強をするのですから、学生時代にはすでに「医療業界に進もう」と考えている人たちです。

高校生のうちから「人の役に立ちたい」と考えられる人はそんなに多くないはず。こういった背景からも、性格的に優しさを持ち合わせている方が多いといえるのです。

結婚条件の「優しさ」を持ち、経済力もある。そうなると、結婚相手としては引く手あまたといっても過言ではないはずです。ただその一方、コロナ禍のような事態に陥ると、最も負担が大きいのもまた、医療従事者の宿命です。

実は、「医療従事者と結婚したい」という流れは、医師の間でも広がっています。

一昔前は、家庭を守ってくれるような専業主婦を選ぶ方が大半でしたが、昨今は家事代行サービスなどが豊富になってきたこともあり、妻がすべての家事をする時代ではなくなりました。子育てをしながらも、「バリバリ働いている」「自分の夢を追いかけている」といった女性のほうがより好まれる流れが生まれました。

また、これは余談ですが医師の方々はその道のプロフェッショナル、という側面が強く、資産運用や投資といった面まで気が回らない方もいらっしゃいます。そのため、

「投資関係に明るい女性がいいな」なんて言われることもあります。

お互い仕事や夢を持ち、一緒になって生活を豊かにしていく。そういった共に走れる方を選ぶ時代になったのだな、とも私は感じています。

いずれにしても、医療従事者と結婚したいニーズは、この先ますます増えていくはずです。かくいう私も何か相談事があると、医療従事者の友達に話を聞いてもらっています。実体験からも、医療従事者との結婚はおすすめといえるでしょう。

看護師と薬剤師の地位が高まる

本書でも何回かご説明しているように、2024年、「医師の働き方改革」がいよいよ始動します。

これまで手をつけてこなかった、医師の働き方改革により、その影響がさまざまな部分に表れていくと考えられます。そしてその影響は私たち受診者側が受ける医療サービスにも関係してきます。

厳しい見方かもしれませんが、従来と同じような医療サービスは受けられなくなる、と思っていたほうが良いと私は思っています。

例えば、

・時間外対応は主治医から当直医が担当
・休日診療・夜間診療における患者さんの受け入れを制限

といった、医師の休日や休息時間を確保するために、これまでとは違った体制を築かなければなりません。

そして、いわばこういった変化を軟着陸させる対策としては、2つの方法が考えられます。

1つは、医師以外の医療従事者が医師の業務を部分的に受け持ち、医師は診療や手術など、「医師にしかできないこと」に集中する環境を整えること。

そしてもう1つは、ＩＴ化やＤＸ化を推進することです。例えば軽症の患者さんや定期検診といった場合には、オンライン診療の活用、あるいは患者さんのデータのクラウド化など徹底したＩＴ化やＤＸ化でこういった変化に対応することが可能になるはずです。

全国に約30万人しかいない医師。この数は残念ながら大幅な増加は見込めません。であれば、限られた人的資源を効率的に使うために、どんどん役割分担をするべきなのです。

そうすることで、今までは医師のみが行えていた業務に他職種のスタッフが従事することができ、自ずとコメディカルの方々の地位向上にもつながります。

実は、認定看護師の資格を取ると、認定範囲（特定の分野）であれば通常の看護師以上の業務にあたることが可能で、すべての認定資格を取れば、初期研修医レベルの業務が可能になるともいわれています。

現在、２００万人近くの看護師がおり、その中の何割かが業務の一部だけでも医師に代わって行えるようになれば、医師の負担はほんの少しかもしれませんが軽減されるはずです。

さらにいえば、排泄介助や清拭などの業務は、完全に介護士が行うようになり、本来的な医療介助の役割が大きくなるとも考えています。

もう1つ、活躍の場が広がると期待されるのが薬剤師です。

今後、病院の形態が大規模病院と周囲のサテライト病院に集約化されれば、地方の開業医は減り、無医村地域はさらに増えていくと考えられています。この問題を解決するには、「都市部にいる医師がオンライン診療＋現地にいる薬剤師が調剤して届ける」の2段構えで対応する必要があります。現地にいて患者さんと直接話ができる薬剤師が、患者さんの気持ちに寄り添う役割も大きくなると考えられます。

このようなシステムが導入されれば、へき地医療がカバーされていくとイメージしています。加えてOCT活用が進めば、軽度の病気相談は薬剤師が担当することになるでしょう。

これまで述べたように、医師は、生命にかかわる重い病気を診療し手術などを担当し、その他の業務はどんどん分担されていくでしょう。それにより看護師と薬剤師の役割が増えるとともに責任もまた重くなるだろうと予想しています。

国民的同意をつくるには、もっと世論調査するべき

本書の制作過程において海外の医療制度や医療事情を調べたり、コロナ関連についてさまざまな医師の先生方に話を聞くにつれ、わき上がってきた疑問があります。

それは、

「なぜ国民の同意が取れないまま、国のコロナ対策だけがひとり歩きしてしまうんだろう?」

「もっと国民的同意をはかるための施策をするべきでは?」

という疑問です。

確かに国は国勢調査を行ってはいますが、それは「国民の総意」をはかるものではありません。「新聞社などがテーマごとにアンケートを出しているじゃないか」とい

う声もありそうですが、新聞社が行うアンケートでは数が少なすぎます。やはり国が責任を持って国民の声を集めるべきなのです。

なぜ、国民的な同意が必要なのか？　というと、ひとつは、今後医療制度の改革等、「何か大きな制度改革をしなければならないときに、政治家だけで判断していく」ということを防ぐためです。重要な決定は政治家もしくは有識者だけで決めるべき、というやり方はこの情報化社会において、もはや意味をなさないと思います。

むしろ、国民の同意を取ったうえで政策を進めていくことのほうが有意義な結果になるのではないでしょうか。アンケートで得られた国民の同意は、「制度改革遂行の手がかりになる」のですから。

例えば、こんな質問を国民のみなさんに投げかけてみるのです。

・生活保護を受けている人に対してすべての医療費を無料にすべきだと思いますか？
・混合医療を解禁すべきだと思いますか？
・今の医療費をカバーするためには理屈上、消費税が40％になりますが、それでも今の医療制度を続けますか？

さらに医療とは関係ないですが、

・夫婦別姓に賛成しますか？

・同性婚を認めますか？

イエス・ノーで答える質問を作ってオンライン選挙の後などに任意でアンケートとして取るのです。

「限られた情報だけではわからない」という人のために、「現状を知る」という資料を用意しておいたり、このアンケートをスマホやタブレットで行うなら、そういったボタンを付記しておきます。そうすると、「20XX年現在、生活保護に使われている医療費は約何億円で、医療費の総支給額とほぼ同額になります……」といった解説を読めるようになるというわけです。

そのうえで、答えを出してもらうのです。

こういったアンケートに答えていくと、自分の考えが反映された世論が形成される可能性があります。一方でアンケートに答えなかった場合には、自分の考えとは異なる世論が形成される可能性もある。このようにすると、「自分の意見が世論として反映される」という可視化ができます。

この「可視化」が国民的同意には非常に重要だと考えます。すなわち、今回のコロナショックのような状態になったときに、国民にアンケートを取ったうえで政策を改めて判断する、もしくは政策立案の礎としてもらう。このようにすれば、政治的不安も今よりは解消するでしょうし、何より日本の政治に対する不満が少し和らぐ面もあるのではないでしょうか。

昨今は日本の政治参加の問題点として、「若い世代の政治的関心が低い」ことが挙げられています。しかし、このようなアンケートをオンライン上で行えばむしろ若い世代が積極的に参加してくれるのではないでしょうか（18歳未満の人は答えられないので、子供を持つ親は係数を2倍にするといった方法なども考える必要はありますが）。

「国民的同意を取ることは、何も考えを統一化するということではありません。「国の医療費がこんなに増えているなんて知らなかった」という人たちに向けて、知るきっかけを与えることにもなります。国の未来をみんなで考えよう、というのは決して非難される行動ではないと思います。

もし、実施されることになれば、アンケートの結果を操作されないようにする、あるいはシステム的に不正がないようにする、というのは大前提です。また、結果から必ずしも政策に反映されない可能性もあるなど、細かな注意点を国民に知らせておく必要はあるでしょう。

しかしながら、こういったある意味画期的な取り組みは、今の日本の閉塞感のある政治や経済、そして医療業界においてインパクトを与えるものだと思っています。

●あとがき

新型コロナウイルスによる混乱は、私たちの日常にも大きな影響をもたらしました。

「医師・医療従事者が足りていないことによる切迫した状態」、これは、やはり繰り返してはならないことだと考えています。

このあとがきを書いている今も、東京女子医大では看護師４００名、医師１００名が退職したのではないかというショッキングなニュースが飛び込んできています。

こういったことが起こると、当然、残ったスタッフの負担が重くなり、疲弊からさらなる退職者がでるのも時間の問題かと推測されます。

環境や負担を考えれば、個人の幸せを考えて退職をすることを責めることはできないでしょう。また、その状況での採用も簡単ではないのではないかと思われます。負の連鎖が始まると断ち切るのは難しく、悪循環が続いてしまいます。

コロナ対応によって医師が足りないだけではなく、今後、恒常的に医療従事者が足りないという状況が続くという懸念が現実味を帯びています。「医師のとも」のグループ会社MRTでは、コロナの自宅療養者へのオンライン健康相談を行っています。そこの状況を見ると、コロナの患者さんを受け入れられる病床が埋まってしまい、血中酸素飽和度が90%を切って、通常であれば入院適応の方も自宅療養になっています。とくに関西ではその傾向が強く、野戦病院がオンライン上に発生し、医療崩壊が近づいているのをひしひしと感じます。

とはいえ、医師や医療従事者をやみくもに増やすわけにはいきません。今後、日本の医療制度をどういう形にしていくのか、それは国づくりとも密接に関わっています。本書でも日本の状況をアメリカやドイツ、ベトナムといった海外の国々の医療制度等と比較してきましたが、他の国を参考にしながら「国民にとって、また医療従事者にとって住みよい国をつくる」、このことに議論を尽くさなければなりません。

国は、各診療科の専門医がこれだけ必要、という適切な人数の指針を出しているので、それがもっと活用されると良いのではないかとも思います。

コロナの影響や、り患率の変化、社会環境や国民の思考の変化、ＡＩが発展することで負担軽減ができるかどうかといった問題は、科目ごとに影響が異なります。専門医がどれだけ必要なのか、どの分野がより必要とされているのかをデータとして見ることは、これから医師になる方々へのひとつの指針にもなるのではないでしょうか。

今後も私は、医師の夢をかなえるお手伝いをするというモットーを忘れることなく、医療従事者のみなさまのお役に立てるように努めていきたいと考えています。そして同時に、医療従事者のみなさまが働きやすい環境を作るためにも、政治や社会に影響を持てるようにならなくてはと改めて決意を強めました。

ライターをしていた頃から、数多くの先生のご意見をお伺いして、その生の声を届けたい、いつか医療について語る本を書きたいと願っておりました。当時、無名で未熟な私には遠い夢のように思えていましたが、それから10年ほどが経ち、「医師のとも」を立ち上げ、医師の転職、開業、医療機関の継承、医療従事者の婚活など、さまざまな経験をさせていただくことを通じて、多くの医師のお話をお伺いしてきました。

そういった経験をふまえて、ついに集大成となる書籍を出せることになり感無量です。本書では、自分なりの意見をお話しいたしましたが、賛否両論がある部分や、現場を知らないからそういったことが言えるのだというご意見もあることは重々承知のうえです。

執筆にあたり、多くの医師・経営者・識者のみなさまにインタビューをさせていただきました。お忙しい中、お時間を作っていただき、貴重なご意見をお伺いさせていただいたみなさまには、本当に感謝しております。

さまざまなお立場からご意見をいただくことで、医療を多層的に、マクロとミクロから感じることができました。

医療の世界では、総論賛成、各論反対となるような事例も多く存在します。医療に絶対の正解はないかもしれませんが、最適解に近づくため、考え続けることが必要だとも考えています。

議論が起きることがあれば、そのこと自体が本書の意義となります。

最後に、出版の機会をいただきました、幻冬舎の編集者の方々、天才工場のみなさま、編集・執筆をお手伝いいただきましたみなさまに心から御礼を申し上げます。

２０２１年６月

柳川圭子

Profile

柳川圭子（やながわ・けいこ）

株式会社医師のとも 代表取締役。1978年生まれ。2003年3月青山学院大学経済学部を卒業後、ライターとして活動を行う。医師専門の転職情報誌「ジャミックジャーナル」（現・リクルートドクターズキャリア）などにて、医師のインタビュー連載を担当。『現役医師がやさしく教える 病院のことば』（友利新／小学館）『女子のためのカラダ事典』（小池ひとみ／新星出版社）などの書籍の執筆や編集も行う。34歳での第2子出産時、子供が新生児呼吸窮迫症候群になり、NICUに入院。そのときに、滅私奉公で尽くしてくれる医師たちの姿を目の当たりにして、なにか恩返しがしたいと強く思ったことが、起業のきっかけ。9月に出産をして、11月には医師のともを設立する。医師の人材紹介、開業、継承、PR、出版サポート、医師向けイベントの運営など、医師向けの幅広いサービスを行い、事業規模を前年比120〜150％で伸ばし続けている。2017年12月にMRTグループの一員となり、引き続き、代表取締役を務めている。

装丁／田中和枝（フィールドワーク）
ＤＴＰ／美創
企画／吉田 浩（天才工場）
編集協力／長谷川 華
　　　　　掛端 玲

ポストコロナ時代に
勝つ医者、負ける医者

2021年6月25日　第1刷発行

著　者　柳川圭子
発行人　見城 徹
編集人　福島広司
編集者　寺西鷹司

GENTOSHA

発行所　株式会社 幻冬舎
〒151-0051　東京都渋谷区千駄ヶ谷4-9-7
電話　03(5411)6211(編集)
03(5411)6222(営業)
振替　00120-8-767643
印刷・製本所　株式会社 光邦

検印廃止

Printed in Japan
ISBN978-4-344-03814-1　C0095
幻冬舎ホームページアドレス　https://www.gentosha.co.jp/

この本に関するご意見・ご感想をメールでお寄せいただく場合は、
comment@gentosha.co.jpまで。